KB233210

자살은
국가와 인류의 재앙.
엉터리 자살론에 속지 말자!

자살예방과 우울증 치료의 실체

자살 방지
절대 가능

지은이 이 부 경

한국영상문화사

자살은 절대 방지할 수 있다.

그렇다면 왜 못 고치고 있나?

자살의 진정한 원인을 모르고 있었기 때문이다.

필자는 오랜 세월 동안 자살의 진정한 원인을 연구 개발하여 수많은 환자들을 고쳐 준 일이 있기에 자신 있게 말한다.

우리나라는 OECD국 중 13년간 자살률 제1위라는 오명을 쓰고 있다는 보도이다. 정말로 부끄럽고 안타까운 일이다.

필자는 나의 연구사례를 근거로 자살 방지에 대한 방안과 치료방법을 정부에 건의했으나 그때마다 거절당했다.

다행히 이번에 또 자살률 최고라는 보도가 나오자 정부 차원(대통령 지시)에서 자살을 적극 방지하겠다는 소식이다. 그러나 자살의 진정한 원인을 모른 채 이를 추진한다면 그림의 떡의 결과밖에 나올 수 없다.

진실로 자살을 방지하겠다면 필자의 제안을 적극 받아들여야 한다. 그렇지 않으면 자살률 세계 최고라는 오명에서 절대로 벗어날 수 없다.

필자의 제안을 받아들인다면 자살자 없는 행복한 나라가 될 뿐 아니라 그에 따른 엄청난 일자리가 창출될 것이다. 나아가 이 치료 기술을 수출하면 국익 창출에도 커다란 기여를 하게 될 것이다.

현재 일본은 자살을 방지하기 위하여 연간 8,000억 원 내지 1조 원의 정부 예산을 투입하고 있다. 미국은 연간 1억 2천만 불의 연구비를 책정, 지출하고 있으나 효과는 전혀 없는 상태이다.

일본 미국뿐 아니다. 전 세계가 거의 비슷한 상황에 있음을 상기할 필요가 있다.

우리나라뿐만 아니라 전 세계의 심각한 문제인 '자살 방지'에 이 책이 제구실을 할 수 있게 되기를 기대한다.

2018년

저자 이 부 경

제2부
자살에 관한 논고

■ 차례

■ 차례

제1부

자살, 왜 못 막고 있나?

-자살의 대부분은 우울증이 원인이다

우울증은 정신과나 신경과 질병이 아니다.
또 좌절감이나 절망감 때문에 생기는 것도 아니다.
이것은 오직 두뇌에의 산소 공급 부족에서 나타나는
내과적 질병이다.

직장인 100명 중 7명 우울증
'우울함' 인정받는 사회가 자살 막아

한국의 자살률은 13년 째 OECD 1위라는 보도이다.

우리나라는 인구 10만 명당 자살률이 2016년 기준 25.6명으로 OECD 평균(12명)의 2배가 넘는다. 자살자의 70~80%가 우울증 소인이 있었다는 심리부검연구로 미루어 볼 때 우울증은 자살에 큰 영향을 주는 요인이다.

정부는 자살의 심각성을 깨닫고 자살 방지 대책을 내놓고 있지만, 우울증의 진정한 원인을 모르면서 우울증 환자를 대하는 사회적 분위기나 인식 개선이 중요하다.

대한신경정신의학회에서 발표한 논문에 따르면 직장인 1000명을 조사한 결과 7.4%(74명)가 우울증 진단을 받았지만, 병가를 낸 사람은 3분의 1(31%)에 불과하다고 한다.

유럽 7개국은 우울증 진단율이 20%에 달하고, 우울증 환자가 병가를 쓰는 비율도 51%로 우리보다 훨씬 높다고 한다.

자살 방지 절대 가능

　직장에서 직원이 '우울함'을 느낀다고 말하면 아직도 상당수의 상사나 동료가 '정신 상태가 약해서'라고 생각한다.

　우울증을 앓으면 의욕이 떨어지고 집중력이 저하돼 자꾸 실수를 하는데 이때도 실력이 없다고 비난을 하는 경우가 적지 않다. 이런 이유로 우울증 환자는 자신의 마음을 표현하기 어렵다. 실제 조사에서도 우울증 환자의 71%가 직장에서 우울증을 숨기고 싶어 하고, 47%는 우울증으로 인해서 직장에서 차별을 받을 것이라고 생각한다고 했다.

　"직장 내에서 '나 오늘 기분이 우울해요'라고 감정을 정확하게 표현할 수 있고, 상사와 동료에게 이런 기분이 인정받는 분위기를 만들어야 한다"며 "참는 게 성숙한 사람이라는 생각은 잘못"이라고 말했다. 우울증은 본인뿐만 아니라 주변에서 빨리 알아차리고 상담하여 치료를 하게해야 우울증에 의한 자살 등을 막을 수 있다.

　2016년에 영국서 발표된 IES보고서에 따르면, 직장의 생산성 저하에 가장 영향을 주는 요인을 우울(21%)이라고 한다. 이는 알레르기 질환(17%), 고혈압(13%), 당뇨병(12%)보다 높은 증상을 보였다.

우울증을 앓는 직장인은 전체 급여의 26%의 노동능력 상실이 발생한다는 국내 연구도 있다.

자살 방지 절대 가능

자살의 진정한 원인은?

우울증이 대부분이다

자살의 진정한 원인은 우울증에 의한 것이 대부분이다.

물론 우울증이 아닌 자살도 있으나 이것은 극히 일부분이다. 그러니까 사회적으로 큰 문제가 되는 자살은 거의 우울증에 의한 것이다.

그런데 우울증을 모두가 정신과적인 문제로 알고 있다. 현대 의학이나 정신과 학자 모두가 그렇게 설명하기 때문에 세상 사람들은 누구나 다 그리 알고 있다.

그러나 우울증은 정신과 질병이 아니라 내과적 질병인 것이다. 정신과 질병을 내과적 질병이라 하면 천지가 진동할 충격적인 발언으로 정신 나간 소리를 한다며 대뜸 거부감을 표시한다. 이와 같이 내과적인 질병을 정신과 질병이라 고집하니 우울증이 제대로 고쳐질 수가 없는 것이다.

우울증을 정신과 질병으로 알고 정신과 치료를 한다면 우울중은 절대로 고쳐지기가 어렵다. 따라서 이를 내과적 질병으로 알고 내과적 처리를 한다면 우울증은 병도 아니다, 라고 할 정도로 완전히 그리고 신속히 치료될 수 있다.

우울증을 고치면 인간 승리라고 입을 모은다. 실제 이는 UN에서 하는 말이니 신빙성이 있는 것이다.

잘못 알려진 우울증 원인
이것저것 그럴듯하게 끌어다 붙이는 습관

현재까지 일반적으로 알려져 있는 우울증의 원인을 보면 다음
과 같다.

- 물질적인 풍요에 따르지 못한 인체와 정신적인 불안
- 빈부격차에 의한 경제적 불안감의 집적
- 친구 동료들과의 불화에 의한 생활의 불안감
- 연애의 실패와 이성간의 복잡한 문제 발생
- 학생의 경우, 성적의 부진과 진학 문제로 고민 축적
- 부모님과 가족들과의 불화에 의한 심리적 불안
- 격에 적합한 일자리 결여에 의한 고통
- 사회적 부조리 발생으로 신변의 심리적 압박
- 직장의 일거리 불화합과 업무과다에 의한 피로의 축적
- 계절적 변화에 의한 심리적 불안

- 주변 사람들과의 생활수준의 격차로 불안
- 자기 이상과 현실과의 괴리로 불만 고조

　이외의 자살방지협회 및 단체, 종교계, 교육계 예술계마다 나름대로 제시한 우울증의 원인은 다양하다. 이와 같이 우울증의 원인을 각 단체나 회장, 총재 등 제각각 추상적 생각으로 원인을 주장하고 있으나 모두 엉터리요, 불합리한 원인 일색이다.

　어떤 질병이든 원인은 단 한 가지이다.

　그러나 모르면 이것저것 멋대로 그럴듯하게 끌어다 붙이는 것이 통상적인 습관이다.

　따라서 우울증의 원인도 단 한 가지. 머리에의 산소공급 부족에 의한 것인데, 이 원리를 모르니 주장하는 사람마다 엇비슷한, 제멋대로의 원인으로 도배질을 하고 있다.

우울증의 진정한 원인은 '하나'
어떤 질병이든 원인은 단 한 가지

어떤 질병이든 원인은 단 한 가지이다.

우울증의 원인도 단 한 가지이다. 경동맥 소체의 협착 또는 기능저하로 머리로 올라가는 혈관이 제구실을 못하여 머리에 산소공급이 부실해져 생기는 질병이다.

평상시에 호흡하는 산소의 65%가 머리로 올라가 뇌의 각종 기능이 제대로 작동하게 되어 있다. 머리에 산소 공급이 잘 안 되어 부족해지면 우리의 건강을 컨트롤하는 뇌하수체와 시상하부 등 조직이 경직되어 제대로 작동을 못하게 된다.

머리에 산소가 부족해지면

- 사고력의 비정상
- 주위 사람들과의 대화 기피 성격으로 급변
- 모든 일에 비협조적 성격으로 변화

- 자가 일에 대한 집중력 소실과 포기
- 학생들은 갑자기 면학 성격 소실과 고독한 생활 고집
- 학교 성적 하락
- 죽고 싶다는 생각 발상
- 머리에서는 죽어 보라. 죽으면 천당 간다는 환상 떠오름
- 항상 가슴이 두근거리고 불안해짐
- 강박관념이 생겨 불안의 연속성 발생
- 때로는 귀신이란 환상이 떠올라 공포 심리 발생

필자는 우울증은 머리에 산소 공급 부족으로 생기는 증상이라는 사실을 여러 잡지, 주간지 등에 발표하자 많은 의사들이 반발했다. 그러나 우울증 환자가 늘어나자 일부 의사들은 치료실에 산소통을 설치해 산소를 강하게 발산한다는 소문이 들려왔다. 이 산소통을 아무리 강하게 틀어 놓아도 경동맥 소체의 기능이 떨어져 머리에 산소 공급 체계가 장애를 받으면 전혀 효과가 없다는 사실을 알아야 한다.

즉, 우울증은 머리에 산소 공급 부족에서 발생한다는 사실을 명확히 알아야 치료할 수 있다.

머리에 산소 공급이 부족하면?
바로 우울증이 생기는 것이다

머리에 공급되는 산소는 경동맥 소체를 통하여 헤모글로빈(Hemoglobin)이라는 혈색소가 포용하여 뇌로 공급하는 것이다.

사람에 따라 체질적 또는 생리적 이상으로 경동맥 소체가 막히거나 기능이 떨어지는 경우가 있다. 이것은 마치 생활 속에서 자연적으로 허리나 무릎, 어깨가 아픈 경우와 흡사한 것이다.

머리에 산소공급이 잘 안 되면 앞에서 설명했듯이 우선 가슴이 답답해지거나 두근거리고 불안해지며 사람에 따라 공황장애가 오기도 한다. 이런 경우는 신속히 경동맥 소체를 마사지하여 기능을 회복시켜야 한다. 이것을 모르고 방치해 두면 바로 우울증이 생기는 것이다.

이런 사실을 모르고 우울증은 빈부의 격차, 스트레스, 영적

생활의 결여, 세상살이에 희망이 없다 등 다양한 원인론을 만들어 환자들을 당혹케 하며 정신과적 치료를 권유하고 있다.

머리에의 산소공급 부족에서 나타나는 우울증의 증상은 정신과나 신경과 소관의 질병이 아니라 머리에의 산소공급 부실이 원인임으로 이는 혈액 순환 장애에서 나타나는 증상이기 때문에 내과적 질병인 것이다.

이것을 모르고 정신과나 신경과 소관이라 믿고 정신과 아니면 신경과 치료를 권유하고 있다.

우울증을 내과적 질병이라 믿는다면 신속히 고칠 수 있으나 이것을 정신과 소관으로 알고 치료한다면 영영 불치병으로 고착되어 결국 자살의 길을 택하게 될 수 있다.

다시 강조하지만, 우울증은 경동맥 소체의 이상에서 오는 혈액순환장애에 의한 내과적 질병임을 확실히 알아야 한다.

자살 방지 절대 가능

우울증의 치료법
'자가 치료' 20일의 놀라운 효과

　우울증의 원인은 단 한 가지, 경동맥 소체의 기능이 저하되어 머리에 산소 공급이 부족해져서 발생하는 내과적 질병인 것이다.

　머리에 산소 공급이 부족해지면 우리 몸의 건강을 컨트롤(Control)하는 뇌하수체와 시상하부 등 주요기관이 경직되어 제 기능을 발휘 못하여 발생한다. 따라서 굳어 있는 뇌 조직 내의 주요기관들의 세포를 풀어 산소가 정상적으로 공급되게 해주면 즉시 해결되는 것이다.

　그러니까 약물복용이나 주사, 또는 침, 뜸 부황 등 치료법을 배제하고 다음과 같이 '자가 치료'하면 20일 정도면 완전히 해결되는 것이다.

1. 자가 치료하는 기구

첫째로 머리에 산소 공급을 촉진하는 다음 그림과 같은 기구
를 준비한다.

2. 활력봉의 사용 방법

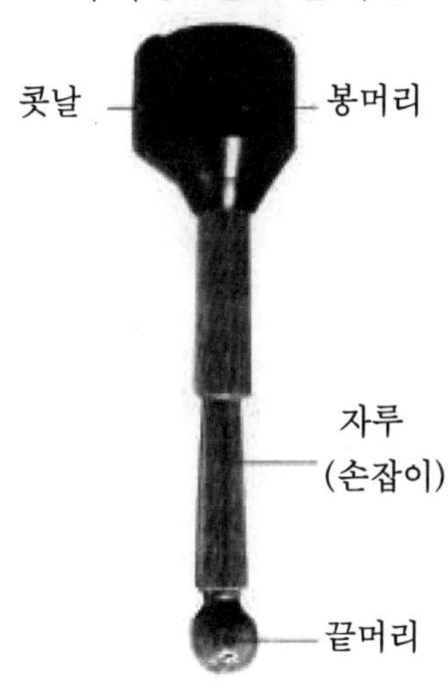

※ 자세한 사용 방법과 문의사항은
　생명과학연구원으로 문의(031-383-0477).
　별도의 책자 제공.

유명인들의 자살
자살자들의 진정한 자살 이유…모른다(?)

우리나라가 자살률 세계 최고라는 사실이 계속 발표되어 대단한 충격을 주고 있다.

특히 최고의 인기 스타로 국민의 열렬한 찬사와 선망의 대상이거나 앞으로도 큰 칭송을 받을 유명인들의 자살이 잇따르고 있어 사회적 큰 실망과 안타까움을 남기고 있다.

유명인들의 자살은 우리나라만 있는 것이 아니다. 외국에도 적지 않아 국제적인 토픽거리로 보도되고 있다. 그래도 우리나라만은 아니기를 기대하고 있다. 그런데 일반 국민들의 생각을 멀리한 사례들이 현실로 나타나고 있어 유감으로 남는다.

전직 대통령을 비롯한 전 대법원장, 전 감사원 사무총장, 대기업의 총수 또는 임원들, 대학교수와 총장 및 유명 연예인, 종교인과 사회적 저명인사 등, 그리고 기타 무명인사들까지

합하여 수많은 사람들이 자살을 하여 세계최고라는 불명에를 안고 있는 실정이니 안타깝기 이를 데 없다.

자살자들의 진정한 자살의 이유를 모른다. 대개의 자살자들은 유서를 남기지 않으니 알 길이 없다. 우울증에 의한 자살자들은 유서를 남기지 않는 것이 일반적임으로 진정한 자살의 원인을 모른다. 따라서 앞서 설명한 일반인들이 통상적으로 밝히고 있는 자살의 원인에 대입해서 판단해 보면 전혀 맞지가 않는다. 이런 면에서 일반인들이 설명하는 자살의 원인은 모두 엉터리임을 알 수 있는 것이다.

따라서 필자가 설명하는 머리에 산소공급 부족에 의한 우울증의 발생 때문에 자살을 한다는 것에 힘이 실리게 되는 것이다.

지금 보건복지부에서는 자살은 동반 자살 또는 모방 자살이 많으니 언론은 자살 사건에 대하여 보도하지 말기를 철저히 당부하고 있다. 이것은 마치 눈 가리고 아웅 하는 격이다.

우울증은 머리의 산소공급 장애로 일어나는 질병이라 한다면 자살률은 말끔히 사라질 것인데 이를 믿지 않고 엉터리 추상적인 판단을 하고 있는 것이 안타깝고 아쉬울 뿐이다.

난립하는 자살방지 단체들
그러나 자살자 수 줄지 않고 오히려 늘어만 간다

우리나라의 자살률이 세계 최고이기 때문일까?

자살 방지를 위한 단체들이 수백 개도 넘는다고 한다. 물론 국민의 생명존중을 위한 일이라 하니 참 좋은 일이라 생각할 수 있다.

지금 종교계, 학계, 일반 기업체, 기타 여러 사회단체 할 것 없이 수없이 자살 방지를 위한 일에 발 벗고 나서고 있다. 일견 보기에 이런 유수한 단체들과 교계에서 자진해서 나서고 있으니 이제 우리나라는 자살자 없는 모범국가가 될 법도 하다고 느껴진다.

또 정부에서는 자살 방지법을 제정하여 적극 추진토록 하고 있으니 명실공히 자살 방지에 큰 효과가 있을 것으로 크게 기대하고 있었다.

그러나 사실은 어떠한가?

자살 방지 단체들이 우후죽순처럼 설립되고 자살 방지법이 제정된 이후에도 자살자 수는 줄지 않고 오히려 늘어만 가고 있는 현실이니 이상한 일이다. 그러나 이상할 것 없다. 자살의 진정한 원인을 모르고 뛰고 있으니 그럴 수밖에 없다.

이런 단체들이 난립하고 있고, 그런 단체를 운영하고 나선 기관들마다 총장, 회장 운동본부장, 이사장 등 감투만 요란하게 증가해 정부 예산이나 사회의 찬조금만 낭비되었지, 자살 방지에는 하등의 기여를 하지 못하고 있다. 현재 자살률 세계 최고라는 오명이 그것을 입증하고 있다.

앞으로 자살방지를 위한 진정한 효과를 거두려면 그런 사이비 단체나 기관들은 모두 스스로 해체해야 한다. 아울러 필자의 자살 방지 치료법을 신속히 받아들여 추진해 나간다면 자살자 없는 모범 국가가 될 것은 명백한 일이다.

자살방지 캠페인
이런 행사로 방지된다면 더 바랄 것이 없다

자살자가 많아지니 생명존중운동본부, 자살방지협회, 사랑의 전화 등 단체들이 우후죽순 격으로 많이 설립되었고 각 단체마다 자살 방지 캠페인을 벌리고 있다.

참 잘하는 행사라고 칭찬도 해 주고 싶었고, 필자도 그들과 함께 동참하기를 염원해 보았으나 그들 캠페인이 실효성이 있을까 하는 의구심이 있어 많이 망설여지기도 했었다. 어느 날 기독교계의 큰 단체에서 자살 방지 캠페인을 전개하겠다는 통보가 있어 큰 기대를 가지고 참석했다.

전담 목사 3분이 나와 자살의 원인과 대책을 설명하고 있었는데 그 설명들에 특별한 이론이 있을까 하고 열심히 들어 보았으나 앞서 설명한 통상적인 원인론에 불과했다. 한 가지 덧붙인다면 기도를 해서 신앙심을 가지고 하나님께 의지하며 정신적인 안정을 찾으라는 내용이었다. 목회자들의 설명대로 신앙심을 가지고 하나님께 의지해서 해결된다면 그것보다 더 바랄 것이 없다.

그날 1부 행사가 끝난 후에 참석 교인을 총동원해서 시가행진을 하며 '자살을 막자' '자살을 하지 말자. 자살은 죄짓는 것' '하나밖에 없는 생명 버리지 말자' 등 구호를 외치며 한 시간 가량 행진하는 것으로 매듭을 지었는데, 그 캠페인에 자살 예정자 또는 의심자가 얼마나 있었는지는 알 수 없었다.

그런 행사로 자살이 방지될 수 있다면 얼마나 환영받을 일일까? 그러나 그런 캠페인은 1회성 쇼에 그쳐버려 결국 이는 속임수 행사로 끝나고 만 것이다.

사실상 이런 행사가 전국 도처에서 벌어지고 있다는 소식을 종종 듣고 있으나 그때마다 참 애석하고 부끄러운 일로 여겨진다. 이런 식의 행사로 자살이 방지된다면 더 이상 바랄 것이 없다 하겠으나 전혀 효과 없는 형식적 행사로 끝나고 있으니 유감스럽기 한이 없다.

너도나도 공황장애
국민건강에 도움 되지 않는 과장된 신종건강론

우리나라의 최고, 최대 신문에 '너도나도 공황장애' 제하의 글이 대서특필되어 관심 있게 읽어보니 우리 국민의 대다수가 공황장애 현상을 겪고 있어 사회의 큰 문제로 대두되고 있다는 우려의 기사였다.

최근 일본에서도 '일본 1억 총인구 우울증 환자'라는 내용과 비슷한 논설이 있었다. 우리의 '너도나도 공황장애'나 일본의 '국민 전체의 우울증'이라는 것은 표현 방법만 달랐지, 근본 원리는 엇비슷했다. 이런 기사는 국민 건강에 조금도 도움이 되지 않는 과장된 신종건강론으로서 오히려 사회불안을 조장하는 비과학적인 가이드라인으로 대단히 유감스러운 일이다.

공황장애에 관한 확실한 증상과 원인을 현대의학이 밝혀내지 못하고 있으니 이런 엉터리 소리가 언론사의 상식수준에서 제멋대로 기사화하여 내보내고 있는 것이다.

그 공황장애 현상에 관한 내용을 요약해보면

※최근 국정농단의 중심에 있는 최순실의 검찰조사 과정에서
공황장애가 문제되자 국민 전체가 이에 대한 관심이 높아
졌고,

※덩달아 개그맨 등 많은 연예인들이 공황장애를 호소하고
있어 이는 연예인병으로도 유명해졌고,

※강북 모병원의 정신건강 의학과 교수는 극심한 불안감은
공황장애 현상이라 볼 수 있다.

※청년들 일부 중에는 공황장애 진단을 받고 군 면제를 받는
경우도 있고,

※공황장애는 예기치 못하게 갑작스럽게 불안을 느끼는 것.

※호흡곤란, 빈맥, 발한, 어지럼증의 발생 등이 동반하게 되
고,

※예기치 못한 상황에서 자주 나타나고 두려움이 한 달 이상
지속되는 경우,

※공황장애는 반드시 본인이 예상하지 못한 상황, 즉 갑자기
나타나 5~10분간 지속되는 것.

※공황 장애는 늘 공황발작이 올 것 같다는 불안감에 사로잡
히고,

자살 방지 절대 가능

※일부는 공황 발작을 공황장애로 오진하여 약물을 복용 의존성을 높이고 다른 정신질환을 유발하며,

※이런 증상이 발생하면 심전도 검사, 갑상선 호르몬, 신경계 검사로 감별,

※공황장애에는 항우울제나 항불안제 같은 약물치료를 시행하며 이런 치료를 하면 호전된다는 등등 설명이었다.

그러나 필자의 분석 판단으로는 이런 내용들은 모두가 일종의 추상적이거나 잘못된 진단이어서 실제의 공황장애에는 전혀 해당되지 않는 설명이다.

신문에서 설명한 공황장애는 일시적인 불안감이나 두려움과 근심, 걱정거리 등을 모두 공황장애로 알고 있으나 이것은 크게 잘못된 것이다. 살다보면 이런 일시적인 근심 걱정거리가 없는 사람은 없다. 그런 걱정거리를 몽땅 공황장애로 알고 있다면 신문 설명대로 '너도나도 공황장애' 환자가 되는 것이다.

실제의 공황장애는 심한 우울증 환자에게서 나타나는 것이다. 우울증이 생기면 가슴이 답답하고, 불안하고, 초조하고, 긴장되고, 때로는 호흡장애도 있게 된다. 또 머리가 답답해지면서 '죽어봐라. 죽으면 천당 가고 평화가 온다'는 심한 환청(幻聽)이 들린다. 또 대인기피증이 생기기도 하여 도무지 살

맛이 나지 않게 되는 증상이 나타난다. 그래서 우울증에 걸리면 세상만사가 두렵고 자살심리가 발동되어 자살하는 경우가 많다.

우리나라가 OECD국가 중에 자살 비율이 세계 제일이라는 불명예가 10년 가까이 발표되지만, 이것은 우리나라가 우울증 환자가 많으면서 엉터리 전문가가 많다는 증거인 것이다.

그렇다면 우울증은 왜 생기는 것일까?

일반 사회학자들이나 전문가들 또는 의학계가 발표하고 있는 원인을 종합해 보면

※경제적 불안감과 스트레스 집적,

※사회적 양극화에 의한 상대적 불안감,

※직장 생활에서 고민의 축적,

※희망이 없는 인생살이를 느껴졌을 때,

※분노심리의 억제와 지속,

※주변 환경과의 불화,

※가족과의 대화 부족,

※하고 있는 일에 지치거나 불안감의 집적,

※계절의 변화에 의한 감응

※부부갈등의 심화,

자살 방지 절대 가능

※생명존중의 심리와 영적 삶의 결여 등 다양하다.

우울증에 의한 자살자 수가 많아지자 이것을 방지하겠다는 사회단체가 우후죽순 격으로 나타나 제각각 자살방지를 하겠다며 열을 올리고 있다. 정부에서는 자살방지법을 제정하여 적극 대처하고 있으나 자살자 수는 감소되지 않고 오히려 증가 추세에 있어 이들 관계기관과 일반 시민들의 불안을 가중시키고 있다. 이것은 자살의 진정한 원인을 모르고 있기 때문이고, 모르면서 아는 척 하고 소리높이는 전문가가 활개치고 있기 때문이다.

자살의 진정한 원인은 우울증에 의한 것인데, 그 우울증은 앞서 설명된 여러 가지가 원인이 아니다. 경동맥 소체의 혈류장애에 따른 기능이 떨어져 두뇌가 혈류장애를 받아 머리에의 산소부족에서 발생하는 증상이다.

이런 사실을 모르고 앞서 잘못된 여러 가지 공황장애 원인을 진실인 양 설명한다면 실질적인 공황장애나 자살을 절대로 방지하지 못하게 된다. 이런 엉터리 설명이 많으면 많을수록 자살은 계속 늘어날 뿐 아니라 오히려 자살을 방조하는 결과가 된다는 사실을 알아야 한다.

따라서 공황장애는 머리의 산소공급 부족에서 나타나는 우울

자살 방지 절대 가능

증 환자의 경우에만 발생하는 것이며, 일시적으로 나타나는 불안(긴장) 심리 등으로 나타나는 증상은 공황장애가 아님을 확실히 알아야 한다.

그럼으로 '너도나도 공황장애'라는 기사의 내용은 정확한 원인을 모르는 엉터리 상식의 표현이다. 이는 마치 일본에서 불안의 도가니로 몰아가고 있는 '일본국민 총 우울증 사회'라는 책자의 이론과 흡사한 엉터리 진단임으로 이런 잘못된 인식은 완전히 폐기 처분되어야 할 일이다.

진정한 공황장애는 일시적인 불안이나 공포심 발생으로 생기는 질환이 아니다. 실질적인 공황장애는 우울증의 심각한 상태에서 발생하는 증상임을 알아야 한다.

자살 방지 절대 가능

제2부

자살에 관한 논고

이 논고는 우울증과 자살문제를 연구하면서 기록한
것들인데 그대로 묻어 놓기 아까워
우울증과 자살에 관심 있는
독자들을 위해
수록했다.

자살 공화국…대한민국?
우리나라 자살률 OECD국 중에서 제1위

우리나라 최상급 수준으로 알려져 있는 '미래 한국'지에 '자살공화국, 대한민국'이란 제하의 충격적인 글이 실려 있어 큰 관심 속에 읽어 보았다. 그 내용이 너무 잘못되어 그 잘못된 점을 시정해보려고 이 글을 쓴다.

이 글을 읽은 독자들로서는 진정한 자살의 원인이 바로 이 속에 있구나 하는 잘못된 확실성을 가질까 염려된다. 또 관계자들이 이 원인을 그대로 믿고 자살 예방대책을 세워 지도한다면 자살 예방은 절대로 불가능할 것이므로 그 잘못된 내용을 지적해서 앞으로 자살예방대책에 헛다리짚는 일이 없기를 바란다.

현재 우리나라의 자살률은 OECD국 중에서 제1위이나, 정부의 자살 예방 대책은 가장 뒤떨어져 있다는 전문가들의 지적이다. 사실상 우리나라의 자살문제는 사회적으로, 국가적으로

자살 방지 절대 가능

대단히 심각한 상태에 있다.

각계각층의 전문가들은 제각각 나름대로의 묘한(?) 자살 예방 대책을 제안한다. 그 대책이 실질적으로 효과적이고 과학적인 제안이라면 큰 박수를 보내야 할 일이다.

그러나 오랜 세월 자살 문제를 과학적으로 연구해온 필자의 입장에서 평가한다면 모두 요란한 헛바퀴 돌리는 소리에 불과하다. 그 빗나간 설명을 지적한다면 다음과 같다.

*우리나라의 자살률이 급증하는 것(특히 노인층)은 한국만의 특정인 바, 이는 사회 안정의 미비에 따른 경제적 어려움과 사회적 고립감이 주원인이다.(서울시 자살예방 센터 이상구 팀장)

*핵가족화로 가족의 정서적 유대감의 약화와 어려움이 커지고 있고 이혼, 사별 등으로 입는 정신적 충격에 있다.(최재성 서울대 사회복지학과 교수)

*직장의 구조조정의 불안, 노후 준비의 압박감, 가정 내 소외감 등에 시달리기 때문.(장여식 한국보건사회연구원 통계개발 팀장)

*안팎에서 받는 스트레스로 지쳐있는 상태에서 중압감이 겹쳐 자포자기하는 마음과 나이 들면서 겪는 신체적인 변화로

우울해지는 경우, 마지막 순간에 한 명이라도 대화할 사람이 있다면 자살을 막을 수 있고 가족 간 깊은 대화로 마음을 이해하는 것이 자살을 막는 제일 좋은 방법.(박용천 한양대 교수)

*일반적인 노화현상을 느끼는 심정과 신체기능이 떨어지면서 우울감이 올라가는 경우.(이유진 가천의대 교수)

*한 사람의 자살자가 가족 동료 친구 등 가까운 사람 6명에게 큰 영향을 끼칠 수 있다는 연구결과가 있고 자살자 유가족들에게 지속된다.(윤대현 서울대 정신과 교수)

*자살의 원인인 우울증은 조기 진단과 치료가 중요하며 대부분 1개월만 치료를 받아도 자살에 이르지 않고 회복이 가능하다(이무형 신경정신과 전문의)

*최근 자살 제1위로 떠오른 20~30대 자살은 중고교시절 외환위기를 맞아 부모의 실직과 부도 등의 간접 경험, 미국발 금융위기로 인한 취업대란에 맞닥뜨린 원인.(김호기 연세대 사회학과 교수)

*최진실 자살 이후 최진영의 자살은 자살유가족으로서 자살을 막지 못한 죄책감이 높기 때문.

*우울증은 마음의 병인 동시에 몸과 뇌의 병이어서 누구나 걸릴 수 있는 마음의 감기이다. 특별히 정신이 연약한 사람

이 걸리며 치료가 힘든 것이다.

*세계보건기구(WHO)에서도 자살은 범사회적 차원의 예방 및 대책마련을 권유하는 과제로 정하고 있다.

*전염성이 강한 ‘자살 Virus’도 철저한 자살 예방대책과 생명사랑에 대한 교육 등으로 얼마든지 퇴치할 수 있는 대표적 사례이다.

*OECD국가 중 자살예방법이 없는 나라는 우리뿐임으로 이 법을 만들어 자살예방 종합 대책을 실시하되 이 시책을 위한 충분한 예산을 세워 추진하여야 한다.

*국민의 허약한 정신 건강을 국가 경쟁력이란 틀 안에서 바라보고 좀 더 적극적으로 대처하여야 한다는 목소리가 커지고 있다.

우리나라의 자살자가 매년 증가일로에 있어 사회적 국가적 비상한 관심사가 되어 있기에 위에서 지적한바 대로 여러 가지 방안들이 전문가들의 솜씨로 발표되고 있다. 진정한 자살 원인을 모르는 일반인들 입장에서 본다면 그 발표내용이 모두 그럴듯하고 합리적인 방안이라 믿어질 것이다. 그러나 필자의 입장에서 본다면 모두가 헛바퀴 돌리는 잡소리에 불과한 것이다.

자살 방지 절대 가능

왜 그런가?

 모두 자살의 진정한 원인을 모르고 각자마다 생각나는 대로 원칙 없는 주장을 하기 때문이다. 실제 자살에는 두 가지 유형이 있다. 하나는 유서를 남기는 자살이고, 다른 하나는 유서가 없는 경우이다. 유서를 남기는 자살은 그 자살 이유를 알 수 있으나 유서가 없는 자살은 그 이유를 모른다. 그 두 가지 유형 중에서 문제되고 있는 것은 유서가 없는 자살인데, 이 자살이 전체 자살의 대부분을 차지하고 있는 것이다.

 유서 없는 자살은 모두가 우울증에 의한 자살로 봐도 된다. 그러니까 우울증이 없으면 자살할 이유가 없는 것이다. 우울증에 걸리면 머리에서는 죽어봐라 죽으면 '낙원 가고 행복이 찾아온다'라는 환상이 떠올라 죽음이 무섭지 않고 자꾸 죽고 싶은 생각이 떠오른다. 투신자살할 사람이 옥상에 올라가면 그 아래가 파란 잔디밭으로 보인다고 한다. 그래서 자살이 무섭게 느껴지지 않는다.

 질병 없는 정상인들은 죽음이 대단히 두려운 것이다. 그래서 죽음을 적극적으로 피하려 하나 우울증에 걸리면 항상 죽어버렸으면 하는 심리가 발동된다. 때문에 주변에서 아무리 자살을 말리거나 예방하려 한들 우울증 환자들에게는 마이동풍이다.

자살 방지 절대 가능

앞서 자살 예방을 주장하는 학자나 의사나 사회학자나 신경정신학계의 교수들은 이 원리를 잘 모른다. 모르면서 아는 체하니 헛소리가 될 수밖에 없다.

우리나라가 자살예방방지법이 없는 유일한 나라라고 지적한 원시연 국회 입법조사처 조사관도 이 원리를 모르고 입법제정을 갈망하고 있다. 하지만 이분도 우울증이 자살의 원인이라는 사실을 전혀 알지 못하고 자살예방법 제정을 바라고 있는 것이다.

뿐만 아니라 2년 전 한나라당 임두성 전국구 의원이 자살방지법을 제정하겠다고 인터넷에 크게 띄웠다. 나는 그것을 보고 즉각 임 의원에게 그 법의 취지는 좋으나 법제정 즉시 쓰레기통에 들어갈 법을 무엇 때문에 제정코자 하느냐고 항의 서한을 보낸 일이 있다. 임 의원은 나의 서신을 보아서 그랬든지 그 법안을 즉시 폐기해 버렸다.

지금 우리나라만이 자살방지법이 없다는 것은 잘못된 것이 아니라 오히려 무식을 면한 현명한 일로 평가받을 일이다. 그런 법을 만든 나라는 그 법 때문에 자살자수가 완전히 없어졌을까 하면 그렇지 않다는 대답이 나올 수밖에 없다. 전혀 실효성 없는 법이 되고 만 것이니 그런 것이다.

자살을 예방하려거나 방지하기를 바란다면 먼저 우울증 발생을 예방하거나 방지할 간단한 방법을 알아야 한다. 이 원리를 모르고 자살예방이나 방지를 하려한다는 것은 배가 아프면 배꼽에 고약을 바르고 설사를 할 때는 항문을 휴지로 틀어막으라는 처방과 하등 다를 바 없는 것이다.

그렇다면 우울증의 원인은 무엇일까?

우울증은 머리의 혈류장애로 산소 공급부족이 된 것이 원인이다. 머리에 산소 공급부족증이 생기면 뇌의 시상하부의 세포기능이 떨어져 우울증이 생기는 것이다. 따라서 머리에 산소를 충분히 공급하는 치료를 하면 우울증은 2~3주면 완전히 치료가 되는 것이다.

머리의 혈류장애 증상이라면 신경과나 정신과 소관이 아닌 내과적 소관이다. 그러나 내과에서는 이것이 자기네 소관인 줄 모른다. 그래서 신경과에서도 내과에서도 고치지를 못하고 있는 것이다.

이 우울증을 고치려면 머리에의 산소공급 촉진법이란 간단한 치료술로 해결되는 것이다. 이 간단한 원리를 모르고 일반인들이나 신경정신과 의사 또는 사회심리학자들은 우울증은 정신신경과 소관으로 알고 대처하고 있다.

확실히 말하지만 우울증은 완전히 내과적 소관인 것이다. 이것을 신경정신과 소관으로 알고 대처한다면 우울증에 의한 자살예방은 절대로 불가능한 것이다.

　사회심리학자나 학계, 의학계가 지금 얼마나 엉뚱한 짓을 하고 있는지 알 수 있는 일이다. 이렇게 해서 우울증만 고쳐진다면 자살은 완전히 막을 수 있고 자살 방지의 실효를 거둘 수 있다.

　이를 믿고 따라주면 우리나라는 세계에서 자살 없는 유일한 나라가 될 것이다. 우리 한국포럼의 힘과 지혜로 자살 없는 행복한 나라가 되기를 기대한다.

왜 자살인가?
선망 대상 아나운서가 무엇 때문에 자살했을까?

　모 방송국의 젊은 여자 아나운서가 어린 두 아들과 건실한 남편을 남겨 두고 자살을 했다는 충격적인 사실이 방송되었다.

　만인의 선망 대상인 그 아나운서가 무엇 때문에 자살을 했을까? 유서를 남기지 않고 자살을 했으니 그 자살 동기에 대하여는 아는 사람이 아무도 없다.

　우리나라에는 이렇게 원인을 알 수 없는 자살자가 하루에 30명, 1년에 만 명이 넘는다는 통계가 발표되었으니 우리나라도 일본, 미국 등과 함께 자살 선진국 대열에 올라선 것 같다.

　이런 자살 사건이 매년 급증하고 있는 상황에서 정부의 무감각, 무대책의 변두리에서 일부 관심 있는 분들이 자살 방지협회를 만들었는가 하면 한편에서는 생명존중운동본부를 결성하여 자살 방지에 적극 나서기로 했다는 보도가 있었다. 참 바람직한 일이지만.

필자는 그런 단체의 계획이 미국이나 홍콩 등과 같은 뜬구름잡기 운동의 재판이 되지 않을까, 하는 회의적인 생각을 가지고 있다.

미국에서도 각계각층에서 의문의 자살자가 수 없이 발생하자 사회적, 국가적 문제가 되고 있다. 미국 대통령은 자살과의 전쟁까지 선포했으나 그 실효는 전혀 거두지 못 하고 있고 앞으로도 그 전쟁이 성공할 가망이 전혀 없어 보인다. 또 얼마 전에 홍콩에서도 자살 수가 급증하여 심각한 사회문제로 대두되자 자살 방지 대책기구를 발족시켜 적극 대처해 나간다 하고 있으나 그것도 허공에 뜬 풍선잡기에 지나지 않을 것인데 그 이유는 대단히 선명하다.

즉 홍콩이 내세우고 있는 대책을 보면 다음과 같다.

① 생명 존중 운동의 전개.
② 자기 행동에 책임을 지게 하고,
③ 가정과 학교, 직장에서 대화 단절을 없게 하며,
④ 열 사람이 조를 이루어 대화 훈련을 하고,
⑤ 다른 사람과 희로애락을 공유케 하며,

자살 방지 절대 가능

⑥ 생명존중 40만 명 서명운동의 전개.

⑦ 자살하겠다는 심리의 포기.

⑧ 실업률을 최소화하여 의욕과 기쁨을 준다.

일견 보기에 모두 그럴 듯 하고 타당한 대책같이 인식이 된다. 그러나 이런 대책이나 캠페인 가지고는 전혀 해결이 되지 않는다.

세계보건기구가 최근 20년간 국가별로 발표한 자살원인을 분석해보면 부유하고 복지정책이 잘 되어 있는 나라일수록 자살률이 월등히 높고, 상대적으로 부유치 못한 나라의 자살률이 현저히 낮게 나타나고 있다. 그러니까 복지제도나 주위 환경여건, 기후 등은 개개인의 자살과는 아무런 상관성이 없는 것으로 나타나 있다는 것이다. 또 지금까지 자살한 사람들을 보면 대학교수, 의사, 예술인, 작가, 젊은 학생, 가정주부, 중년 남성 등 비교적 사회적 지도층 인사나 상층부의 직장인 등이 많이 포함되어 있다는 것으로 볼 때 자살 방지대책 관련 단체에서 내걸고 있는 자살의 원인과 대책론과는 전혀 핀트가 맞지 않는다.

또 사회 심리학자들이나 정신과 의사들이 설명하는 자살 동기를 보면 개인의 욕구불만, 직업에 대한 회의적 시각, 가족들과의 불화와 관심 결여, 주변 친지들로부터의 소외감 등으로써 학자마다 발표자마다 그 주장이 각양각색이다.

이와 같이 자살 원인과 동기가 중구난방인 것은 모두가 정확한 원인을 모르고 있다는 증거인 것이다. 그런데 이런 빗나간 원인을 믿고 자살방지 대책을 꾸려 나가겠다 하니 과연 그것이 성공할 수 있는 대책이 될까?

자살에는 유서가 있는 자살과 유서를 남기지 않는 자살 두 가지 유형이 있는데 문제되는 것은 유서 없는 자살 즉 원인 모르는 자살에 있는 것이다.

어느 날 지방에서 40대 초반의 젊은 청년이 내게 찾아왔다. 가슴이 답답하고 찢어질 듯 통증이 있고 긴박, 초조와 함께 우울증이 겹쳐 견딜 수 없어 남은 것은 자살밖에 없다고 했다. 병원에 가서 진찰을 받아보니 아무 이상이 없다고 한다. 자기는 죽을 지경인데 이상이 없다니 무슨 소리냐며 의사와 싸움까지 하고 왔다는 것이다. 첫눈에 이 청년은 심한 우울증으로 뇌의 산소 부족증에 걸려 있어 즉각 산소 공급촉진 처치를 했다. 그 결과 꼭 1주일 만에 완치가 되어 자살 직전에서 이 청년을 구해 낸 것이다.

지금 우리 주변이나 세계에서 문제시 하고 있는 자살은 모두 이런 증상이 원인이다. 이런 질병에 걸리게 되면 자살 심리가

자살 방지 절대 가능

발동되며 죽음에 대한 환상이 떠올라 자살을 하게 된다. 따라서 이 질병을 치료하지 않고는 자살을 방지하지 못한다.

이제 뇌에 산소 공급 촉진법이 개발되어 지금 세계가 심각하게 문제시하고 있는 자살은 완전 방지가 될 수 있게 되었으니 얼마나 다행한 일인가.

자살 방지 절대 가능

자살률 세계 최고의 나라

우리나라…왜 이렇게 자살자가 늘고 있을까?

　우리나라가 OECD국 중 자살률 1위라 하니 실질적으로 세계 최고의 자살률을 시현하고 있는 부끄러운 나라이다.

　전직 대통령이 바위산에서 투신자살을 했고 전직 대법원장이 한강 투신을 하여 세인의 가슴을 놀라게 한 바 있다. 그 외에 유명배우, 탤런트, 가수, 아나운서, 행복전도사, 대기업 사장, 고급공무원, 대학교수, 현직검사. 중고 및 대학생, 변호사, 학교 교사, 군인, 경찰관, 소방관 등 신분의 고하, 남녀노소를 막론하고 하루 평균 42명이라는 놀라운 자살로 우리사회를 불안과 심울한 정서심리로 물들게 하고 있다.

　왜 이렇게 자살자가 늘어나고 있을까? 신문, 잡지, 라디오 TV방송 등에서 유명인들이 제각각 생각나는 대로 멋대로 자살 원인을 설명을 하고 있다. 일견 듣기에 모두가 그럴듯하게 들리고 철석같이 믿고 있기 때문이다. 그런데 진실을 알고 정확하게 설명한 사람은 하나도 없다. 사실을 모르면서 아는 척하고 언론과 잡지에 원인을 밝히고 있으니 실제 자살을 하나도 방지 못하고 오히려 점점 늘어만 가고 있는 것이다.

 사회 심리학자, 정신과학자들, 병원의 정신 신경과의사들, 자살협회장, 종교계 자살방지 위원장들이 설명하는 자살의 원인을 종합해 보면

*외환위기 이후 지난 10여 년간 사회의 급격한 변동에 영향을 받아 일어나는 아미노적 자살.

*사회집단에 대한 개인의 융화나 적응이 일시에 갑자기 차단되거나 붕괴되었을 때,

*갑작스러운 경제적 파산.

*사회적 규범이나 가치관의 붕괴.

*사회적 약자들이 던지는 비명으로 인식.

*양극화와 생활고.

*이혼 후 독신생활의 고독감.

*세상살이에 희망이 없다고 생각하는 사람.

*사회 안정의 미비에 따른 사회적 고립감.

*가족적 유대감의 결여와 소외감.

*안팎의 스트레스에 지쳐 있을 때.

*사회생활의 중압감에 의한 자포자기 심리.
*유명인의 자살에 의한 모방 자살.
*생명존중에 관한 교육부실.
*영적생활의 결여.
*정부의 자살대책 미비

등 대단히 다양하다. 특히 최근 KBS TV에 출연하여 자살의 원인과 대처방안에 대해 대한불교 조계종 소속 자살방지 위원장인 여승은 무한 경쟁시대에 적응하지 못하는 정신허약자가 자살하는 경향이라고 새로운 이론인 양 설명하고 있었다.
　자살의 원인 설명은 사람마다, 학자마다, 권위자 또는 전문가마다 제각기 다르다. 사실상 이런 소리로는 자살은 하나도 막지 못한다. 어떤 질병이든지 원인이 한 가지이듯 자살의 원인도 단 한 가지인 것이다.
　여기서 설명하려는 자살의 원인은 우울증에 의한 자살이다. 원래 자살에는 두 가지 유형이 있다. 하나는 유서가 있는 자살이고 다른 하나는 유서가 없는 자살이다. 유서가 있는 자살은 그 원인을 알 수 있어 문제될 것이 없으나, 유서가 없는 자살은 그 자살의 원인을 모른다. 유서가 없는 자살은 대부분은 우울증에 의한 자살인데 이것은 요새 문제시되고 있는 자살의 99%에 해당되는 것이다.

그렇다면 우울증은 왜 생기는 것일까? 이 우울증의 원인은 앞서 나열한 자살의 원인과 대동소이하다는 것이 대부분의 견해이나 이런 설명이나 견해는 완전히 틀린 것이다.

실제 우울증에 걸리면 누구나 병원에 찾아가는데 병원에서는 모두가 정신과 아니면 신경과 질병으로 알고 치료를 한다. 정신과나 신경과 의사들은 '항우울제'라 하며 신경 안정제나 진통제 또는 수면제를 복용시킨다. 이런 '항우울제'를 복용하고 우울증을 고쳤다는 환자는 하나도 없다. 위어서 나열한 유명인들의 자살자들은 모두가 자기들의 우울증을 고쳐보려 열심히 병원을 쫓아다니며 이런 치료를 받아보았을 것이다. 그래도 그 분들은 고치지 못하고 견디다 못해 결국 생명을 끊어버리고 만 것이다.

그렇다면 왜 우울증을 내과적 질병으로 단정하는 것일까?

우울증은 머리에 산소 공급이 잘 안 돼 산소 부족에서 오는 질병이기 때문이다. 그 산소 부족은 경동맥 소체의 이상에서 생기는 혈류장애 현상인 것이다. 그러니까 혈류장애를 교정시켜 주면 두뇌에 산소가 충분히 공급되어 산소 부족증이 없어진다. 머리에 산소가 충분히 공급되면 약 20일 후에는 우울증이 완전히 없어진다. 때문에 우울증은 정신과나 신경과 소관이 아니고 순수한 내과적 질병이라는 주장을 하는 것이다.

그런데 내과 의사들은 자기네 소관인 줄 전혀 모른다. 이 이론을 믿지 않고 앞서 말한 엉뚱한 소리를 하면 절대로 우울증을 고치지 못하고 결국 자살의 길로 유도하게 되는 것이다.

필자는 자살 직전의 우울증 환자를 여러 명 고쳐준 일이 있어 이렇게 자신 있게 말하는 것이다. 다행히 금년 3월에 국회에서 '자살예방 및 생명존중 문화조성을 위한 법률'이 의원입법으로 제정되어 나왔다. 앞으로 이 법의 정신대로 하면 우리나라에서 자살은 완전히 없어지게 될 것이다. 그러나 이것을 옛날대로 의료계나 일부 몰지각한 학자들의 주장을 그대로 믿고 반영하게 된다면 '자살률 세계 최고'란 불명예에서 영영 벗어나지 못 한다.

단 이 법이 정상적으로 추진이 된다면 우리나라는 자살자 없는 행복국가로 올라서게 될 것이다.

자살은 사회적 타살
자살자의 죽음은 무관심 속 저주의 대상

우리의 자살자 수는 매년 14,000명 수준,
천안함 전사자 수 46명의 300배.

죽음이라는 면에서 본다면 똑같은 고귀한 생명,
전사자는 전 국민의 관심 속의 애석한 죽음,
자살자의 죽음은 무관심 속의 저주의 대상.

전사자는 타살이라는 점에서 애석한 관심,
자살은 스스로의 죽음이라 별무 관심,

자살자도 원래는 고귀한 존재로서 살아왔으나
우울증에 걸리면 죽음병과 밀접한 관계로 변질.
자살자의 죽음은 사회적 책임으로 타살과 동질,

자살 방지 절대 가능

우울증의 원인을 알고 치료했다면 자살은 없는 것.
우울증은 못 고친 의학적 사회학적 무능의 소산.
엉터리 우울증의 원인론이 바로 자살의 뿌리.

자살은 우울증이 그 모체인데,
자살 방지 권위자들은 그 원리를 모른다.
권위자들이 꾸며낸 자살의 원인을 보면,

* 우울증은 우울한 생각의 집적에서,
* 우울증의 원인은 989가지이다.
* 우울증은 유전적 질병이 대부분,
* 핵가족화로 가족의 정서적 유대감 결여.
* 안팎에서 받는 스트레스로 정신적 피로.
* 유명인들의 자살을 본뜬 모방적 자살.
* 우울증은 누구나 걸릴 수 있는 마음의 감기.
* 정신적 불안과 신앙심 결여로 생명의 존엄성 상실.
* 정신적 질환임으로 정신적 치료 필수.
* 주위 사람들의 인정 못 받아 자포자기.

이것은 자살방지 권위자나 전문가들의 원천적 이론,

자살 방지 절대 가능

이런 엉터리 원인론이 활개를 치니 자살병이 득세.

우울증의 원인은 이와 같이 여러 가지가 아니라 단 한 가지
머리의 혈류장애로 산소 공급 부족으로 생긴 증상.
그러니까 신경과나 정신과 소관이 아니라 내과적 질병.

정신과는 자기네 소관으로 알고 치료를 하니 치료 불가능,
내과는 자기네 소관인줄 몰라 치료를 못 한다.
그래서 우울증은 신경과에서도 내과에서도 불치병이 된다.

실제 BK 산소 공급 요법이면 20일내에 완치가 된다.
우울증이 치료가 되면 자살은 완전히 막을 수 있다.
이 간단한 방법을 모르고 전문가 권위자들은 헛바퀴만 돌려,
자살을 막지도 못하고 아까운 생명을 빼앗기게 하고 있다.

우리는 자살률 세계 1등국 자살공화국이란 오명을 쓰고 있다.
우울증 요법을 신속히 받아들여 자살자 없는 건강한 나라 만
들자.

자살 방지 절대 가능

자살을 부르는 '우울증'

거의 모든 연령층에서 발병하는 무서운 질병

최근 D일보의 건강란에 우울증에 관한 기사가 대서특필되어 나왔기에 관심 있게 읽어보았다.

우울증은 우리나라에만 있는 것이 아니라 미국에도 전체 인구의 15% 수준인 약 3,000만 명 가량이 이 병에 걸려 시달리고 있다 한다.

국내에서는 정확한 통계는 없지만, 3% 정도가 발생되고 있다 하나 실제는 미국 못지않게 많은 것으로 추정된다는 것이 S의대의 신경과 K교수의 설명이다. 우울증은 병으로 생각지 않거나 또는 심각한 정신병으로 여기고 쉬쉬하는 풍토 때문에 발생률이 낮게 나타나고 있을 뿐이란다. K교수에 의하면 우울증은 대부분 쉽게 고쳐진다고 한다. 그러면서 입원환자의 15%는 자살에 이른다는 모순된 설명을 하고 있다.

이 병은 40세 전후에 가장 많이 발생하지만, 10대 초반부터

60세 이상 고령에 이르기까지 거의 모든 연령층에서 발병한
다. 따라서 어릴 때부터 취미 생활이나 운동 등 스트레스를
해소할 수 있는 비법을 한 두 개씩 생활화하는 것이 가장 좋
은 예방책이라며, 항상 충분한 휴식과 영양공급을 하고 피곤
하면 쉬는 것이 상책이라는 처방을 하고 있다. 또 이 병은 착
실하고 의무감이 강한 사람이 걸릴 가능성이 높은 만큼 힘든
일이나 고민은 직장의 상사나 가족과 상의해서 분담하는 것이
좋다는 것이다.

그러나 이는 우울증의 특질을 잘 모르고 하는 소리이다.

한편 우리나라에서 유명한 S교회 K목사의 설교집에 나와 있
는 우울증에 관한 설명을 보면,

·우울증은 대단히 무서운 병으로 치료가 어렵고 진찰에서도
그 원인이 나타나지 않으며 모든 질병의 근본이다.

·유머감각이 없어지고 웃음이 없다.

·설교를 하면서 보아도 어떤 때에 웃을 일이 있어서 다 웃는
데 웃지를 않는다.

·뿐만 아니라 옆에서 웃는 사람까지 이상한 눈으로 쳐다본다.

·식욕이 감퇴되고 맛있는 음식이 없다.

·짜증이 자주 나고 잠이 안 오며 자도 깊은 잠을 못 자는 편

자살 방지 절대 가능

이다.

·비사회적 심리가 되어 버린다. 그래서 사람 만나기가 싫어진다.

·대인 공포증이 생겨 모든 사람을 의심하고 적대시한다.

·자기 비하가 심해 절망하게 되고 낙심하게 되며 정신적 자살이 생긴다.

·끝내 자기 생명을 포기하는 이가 많다.

우울증은 현대의학이 해결할 수 없는 불치병이다. 그래서 K목사도 모든 질병의 근본이고 치료가 어렵다고 설명을 한 것으로 안다. 그런데 S의대 K교수는 대부분 쉽게 고쳐진다고 말한다. 오랜 기간에 걸쳐 수많은 우울증 환자와 상담도 하고 치유 지도를 해본 필자의 견해로는 의대교수의 말이 틀렸고 K목사의 설명이 맞다.

이 병상의 증상을 좀 더 자세히 점검해 보면 우선 뒷골이 무거워지고 때로는 어지럽기도 하며 구역질이 날 때도 있다. 가끔 심장이 부정맥 증상으로 두근거리기도 하고 때로는 가슴이 조여와 대단한 통증을 느낄 때도 있다. 또 목이 뻣뻣해지고 어깨의 승모근이 굳어져 아파진다. 또 전신에 피곤 증이 생겨 의욕이 상실되고 기억력도 감퇴되어 생활에 재미가 없어진다.

자살 방지 절대 가능

눈도 침침해지며 초조, 긴장, 불안하여 신경질이 발작하고 언제나 공격적 심리가 발동되기도 한다. 이 증상이 오래 지속되면 '인생은 헛되고 헛되도다' 하고 말하는 허무주의자가 되고 정신이상증세로 염세자살하는 경우도 있어 예나 지금이나 이를 귀신들린 병이라 하는 이들도 있다.

이 병의 진정한 원인은 뇌의 산소 공급 부족에서 오는 순환기계의 질병인 것이 사실이다. 그러니까 2~3주일간 머리에 산소 공급을 촉진시켜 주면 쉽게 치유가 된다. 이 원리를 믿고 따르면 우울증 따위는 병도 아니어서 새 생명을 얻을 길이 열리게 된다.

자살 방지 절대 가능

현대인의 불안과 장애현상
이 병에 걸리면 정신과나 신경과 병원을 찾으나…

조선일보가 특별기획한 현대인의 불안 장애에 관한 분석기사
가 실려 나와 세인의 관심을 끌었다.
내용을 요약해 보면

△어느 대기업의 광고회사 부장(47)의 경우 '대인 공포증'으
　로 전전긍긍하고 있으며 매일 '항 불안제'를 복용하고 있
　으나 전혀 치료효과가 나타나지 않고 있다.
△최근 신경 정신과에 불안, 장애를 호소하는 환자가 늘고
　있다.
△경쟁, 스트레스와 강박관념, 고독감 등을 호소하는 30~40
　대 전문직 종사자들이 늘고 있고 가정주부들도 이런 질환
　으로 정신과 병원에 주 고객으로 등장하고 있기도 하다.
△이들은 매주 1~2 번씩 정기적으로 단골 정신과 의사와

만나 40~50분 동안 고민을 털어놓는다.

△본격적인 정신분석은 6개월에서 3년 정도 받는 사람도 있다.

△사회정신의학연구소 이시형 소장은 IMF이후 경쟁이 치열해지면서 사회적 스트레스 요인이 늘어난 반면 완충역을 해왔던 가족 친구 등의 관계가 빠른 속도로 해체된데 원인이 있다고 했다.

△본래 불안이란 자기 몸을 보호하기 위한 일종의 '알람 시스템'이며 정상적인 현상이다.

△환자들은 사고나 질병 등을 필요 이상으로 걱정하고 결혼 등에 지나치게 두려움을 갖는다.

△긴장이 일상화 돼 집중력이 떨어지고 현기증, 매스꺼움, 설사, 빈번한 배뇨감 등을 호소한다.

△만성으로 이어지면 극도의 불안장애와 공황심리가 발동하고 나중에 우울증으로 발전할 가능성도 있다. 그러나 이런 불안 장애를 완벽하게 치료할 수 있는 방법은 현대의술에 없다.

△이런 증상은 카페인 섭취를 줄이거나 끊으며 규칙적인 운동, 즉 걷기, 자전거 타기, 조깅 등을 하면 근육을 이완시켜 긴장을 완화시키는 효과가 있다.

자살 방지 절대 가능

△명상이나 요가 등 마음을 진정시킴은 좋은 치유방법이라
　하고 있다.

　환자들은 자기들의 질병을 필요 이상으로 걱정하고 결혼 등
에도 지나치게 두려움을 갖고 있고, 집중력이 떨어지고 현기
증, 매스꺼움, 불안 초조감을 느끼고 있다는 증상 소개는 맞
는 말이다. 그러나 여기에 실린 원인과 치료방법은 한 마디로
모두가 엉터리이다.
　조선일보가 지적했듯이 이 불안과 장애현상은 직장인, 가정
주부, 남녀노소 할 것 없이 광범위하게 발생되고 있다. 그러
나 직장인의 경우 경쟁심리, 강박관념, 스트레스 등 때문에
생기는 질병도 아니고 IMF경쟁이 치열해지면서 사회적 불안
증가와 친구들과의 관계 단절에 의하여 생기는 증상도 물론
아니다. 또 이 증상은 자기 몸을 보호하기 위한 '알람 시스템'
이란 설명도 터무니없는 말이다.
　이 병을 치료하기 위하여 환자들에게 운동을 하라고 하나 그
들은 이런 상태를 가지고 운동이 되느냐며 화를 내는 사람도
적지 않고 또 신바람 건강법의 치료법대로 자주 웃거나 웃기
면 낫는다고 하면 '웃기는 소리 말라'며 등을 돌린다.
　이 병은 머리의 산소공급 체계의 이상에 의한 뇌의 산소부족

자살 방지 절대 가능

증이 원인이다. 산소는 혈액중의 헤모글로빈이 폐에서 산소를 받아가지고 심장으로 유입되고 유입된 혈액은 경동맥소체를 거쳐 뇌에 순환되어 올라간다. 이때 경동맥소체의 직경이 좁아지면 혈액의 순환장애를 받아 뇌의 산소가 부족하게 된다. 그러니까 이 질병의 치료는 경동맥소체의 직경을 원래대로 넓혀주는 방법이 필요한 것이다. 그 넓혀주는 치료법이 필자의 BK요법인데, 이 치료법이면 대개 2~3주면 완전치료가 되어 정상을 회복한다. 의사들이 이런 원리를 모르니까 엉뚱한 소리들을 늘어놓게 된다.

 이런 증상이 생겨 병원에 가면 대개 MRI. CT촬영을 하라고 하는데 그런 촬영을 해도 뇌의 산소 부족 증상은 나타나지 않는다. 그래서 병원 의사들은 이 병의 원인을 찾아내지 못하게 되니까 아무 이상이 없다고 진단한다. 환자들은 가슴이 조이고, 두근거리고, 무기력해지고, 피로가 엄습해 있는데도 아무 이상이 없다하니 환자와 의사간에 입씨름이 벌어지기도 한다.

자살 방지 절대 가능

우울증의 종착역은 없는가
광명의 등불로 찬란한 새 생명의 세계

(우울증과 자살에 관한 시)

장래가 촉망된다 칭송받는 신실한 청년
건강 잃고 삶의 종착역을 헤매고 있다.
활달했던 모습과 명석했던 지혜와 의욕은
우울증이란 질병의 감옥 속에 갇혀버렸다.

MRI, CT 등 최첨단 진단을 받아 왔으나
청년의 질병에는 아무 이상 없다는 결론.
본인은 가슴이 찢어질 듯 죽을 맛인데
왜 이상 없느냐 소리를 쳐도 마이동풍 격.

우울한 생각이 쌓이고 쌓인 것이 문제라 하나
근심 걱정 하나 없이 머리를 돌려 살아 왔기에
우울증이 생길 이유 전혀 없다고 믿고 있는데

자살 방지 절대 가능

원인 모를 우울증을 정신병이라 진단을 한다.

이 병의 종착역은 고통과 싸운 후의 자살뿐이라
원인 모를 자살은 모두가 우울증이 원인이라니
살고 싶은 생명의 종착점은 자살로 끝을 내는가?
이 최첨단 과학시대에 우울증의 원인 하나 못 캐는
의료계의 무능은 언제까지 가지고 갈까.

이웃과 대화도 하기 싫고 고독에 묻혀
긴장, 불안, 초조, 강박관념, 공격심리의 발동 등
평소에 명석하고 건강한 사람 이상한 짓 하니
모두가 정신병 환자라고 매도를 한다.

원인 모르는 이 우울증의 증상은
머리에 산소 공급 부족이 원인이라며
산소공급 촉진법으로 완치가 된다하니
내 생명 지키는 광명의 비법에 감사가 넘친다.
우울증은 이제 병도 아니라는 결과가 나왔으니
세계인의 자살자는 이것으로 새 생명 얻은 것
우울증의 종착역은 광명의 등불로 찬란할 뿐이다.

자살 방지 절대 가능

전 대법원장의 한강 투신자살
오랜 세월 허리병으로 고통 받아 자살 선택(?)

대법원장을 지낸 86세 된 노인이 한강에 투신자살했다는 충격적인 사실이 크게 보도되었다.

대법원장이라면 우리나라에서는 몇몇 안 되는 최고위직에 있었던 분으로 만인의 존경과 선망 대상의 귀한 분인데 무엇 때문에 인생의 최후를 한강 투신이란 혐오스런 수단으로 마감했을까 하는 의구심이 가시지 않을 것 같다.

신문 기사는 오랜 세월 허리병으로 고통을 받아 자살하고 싶다는 말을 자주 했다며 자살의 동기를 그 지병 때문이라고 썼다. 게다가 자살하기 며칠 전부터 이 병이 심해 귀에서 사이렌 소리가 들리고, 혈압이 높아 고통스러워했다고 밝혔다. 결국 수년간 통원 치료를 받아왔으나 치료가 안 되고 날이 갈수록 고통이 가중되었고 최근에는 그 통증을 견디지 못하게 되자 자살을 택했다고 했다. 그러나 허리병 하나 치료도 못하고

자살 방지 절대 가능

통증을 이겨내지 못해 자살까지 했다는 것은 보통 상식으로는 이해가 되지 않는 일이다.

 자살에는 두 가지 유형이 있는데 하나는 유서를 남기는 것이 있고, 다른 하나는 유서를 남기지 않는 자살이다. 그러니까 이 분의 경우는 유서를 남기지 않는 자살이었으니 정확한 자살 동기는 알 수가 없는 것이었다.

 우리 주변에는 이와 같은 유서를 남기지 않는 자살자가 많고 이것이 사회적, 국가적인 문제가 되는 것이다.

 지금 우리나라뿐 아니라 세계 각국에서 원인 모르는 자살자가 해마다 증가 하고 있는 실정으로 이웃 일본만 해도 지난 1년간 3만 2천 명이나 되고 미국도 연간 6만 명이 넘는다하니 세계 각국마다 자살방지대책에 비상이 걸려있다. 그래서 미국은 대통령이 직접 나서서 자살과의 전쟁을 선포까지 했고 홍콩에서도 자살방지를 위한 대대적인 캠페인을 벌이고 있다는 보도이다.

 우리나라도 자살방지 국민운동 단체가 수없이 생겨났고 자살방지협회도 결성되어 있다. 그러나 그런 운동본부가 설립되었다고 해도 자살이 줄어들지 않고 있는 안타까운 실정이다. 자살과의 전쟁을 선포한 미국도 자살방지를 위한 효율적인 방법이 나와 있는 것도 아니니 결국 그 전쟁은 구호로만 남아 있

자살 방지 절대 가능

다. 왜 자살자가 늘어가고만 있는 것일까, 하는 문제를 규명하기 전에는 의문의 자살은 방지하지 못하는 것이다.

우리가 흔히 생각하기에 자살은 대개 가정이나 사회와의 갈등이나 불화, 경제적 불안, 희로애락의 결여, 생명 존중 심리의 부족, 이웃으로부터의 소외감 등으로 알고 있다. 이런 원인에 의한 자살은 유서가 있어 자살 동기를 알 수 있는 것이기에 이런 원인은 사전에 제거시킬 수 있는 것임으로 문제될 것이 없다. 그러나 그런 원인과 전혀 관계없는 유서 없는 자살이 문제가 된다. 세계적으로 원인 모르는 자살자 중에서는 유명한 헤밍웨이를 꼽을 수 있다. 그는 노벨상까지 받은 훌륭한 분이었는데 무엇이 부족하여 엽총 자살을 했을까, 하는 것이 세계인들의 의문이다.

또 유명했던 미국의 미모의 육체파 여배우 마릴린 먼로의 음독 자살이었는데 그녀도 평소 사회와의 갈등이나 경제적인 불안 등이 있었던 것은 아니었다. 160억 달러란 막대한 재산가가 되었던 홍콩의 유명배우 장국영의 자살, 또 최근 우리의 모 방송국 미모의 여자 아나운서의 자살 등도 본인들의 불안 심리에 쫓겨 일어난 사건들이 아니었다. 이런 원인 모르는 자살들은 한결 같이 유서를 남기지 않았다.

이와 같이 유서를 남기지 않은 자살은 대부분 우울증의 소유

자살 방지 절대 가능

자였음을 알아야 한다. 이 우울증은 머리의 산소공급 부족과 혈류의 장애로 생기는 것이다. 즉 일반적으로 알고 있는 바와 같은 우울한 생각이나 스트레스 심리의 집적이나 불만, 갈등 때문에 생기는 것이 아니다.

우울증이 생기면 가슴이 답답해지고 불안, 초조. 강박관념, 자살에 대한 환상이 계속 떠올라 자살하고 싶은 충동이 일게 되는 것이다. 그러니까 죽음이 두렵지 않고 오히려 죽었으면 하는 생각이 자주 떠오르게 된다. 그래서 이런 우울증 환자는 유서를 남길 생각이 없게 되는 것이다.

그런데 현대의학은 이 우울증의 원인을 찾아내지 못하고 있다. 그래서 대법원장의 우울증도 사전에 알아내지 못하여 자살까지 이르게 한 것이다. 의사들이 허리통증을 치료하면서 우울증을 발견해 냈더라면 대법원장의 그 자살은 막을 수 있었을 것이다.

인기 여배우의 자살
무엇 때문에 자살의 극단적인 길을 선택했을까

 인기 절정 미모의 여배우 이은주씨가 자살했다는 소식에 전국적으로 큰 충격이 일었다. 타고난 재능과 미모를 바탕으로 승승장구 발전하고 있는 그녀가 무엇 때문에 자살했을까 하는 의문이 쏟아져 나왔다.

 그녀가 죽기 전에 노트에 메모한 몇 마디를 보면 '일이 너무 하고 싶다', '살아도 사는 게 아니다' '돈을 벌고 싶다' '누구도 원망하고 싶지 않다' '혼자 버티고 이기려 한다' '내가 아니고서야 어떻게 이 힘든 일을 알겠어?' 하는 내용인데, 그것으로 보아 그녀는 자살할 만한 다급하고 불가피한 사연이 있었던 게 아니다.

 영화배우란 누구나 해보고 싶은 선망의 직업이고, 여기에 발을 들여 놓으면 높은 인기와 부의 축적도 어렵지 않은 직종인데, 그녀는 무엇 때문에 자살이라는 극단적인 길을 선택해 아까운 생을 마감했을까 하는 의문이 꼬리를 문다.

　우리의 이은주 씨의 자살도 이유 없는 의문의 자살임을 각종 매스컴에서 보도했다. 그런 유명인들에게 사회적, 경제적 불화가 있을 리 없고 주위 사람들과의 소외감이나 갈등도 있을 리 없었을 것임은 설명의 여지가 없다.

　이은주 씨는 자살 20일 전에 분당 서울대병원에서 우울증 진단을 받고 병원에 입원을 해서 정밀진단을 받아보자는 권유를 받았다 한다.

　병원에서 우울증 진단을 받으려면 최첨단 의료장비라는 MRI 촬영도 하여야 하고 혈액, 심전도, 뇌파 등 여러 가지 검사를 받게 된다. 그러나 검사를 받는다 해도 병원에서는 이 질병에 대하여는 아무 이상이 없는 것으로 나온다. 실제 환자는 죽을 지경인데 의사는 아무 이상이 없다고 하니 우울증 환자는 이 만저만한 고통이 아닌 것이다.

　어떤 환자는 병원에서 처방한 항 우울증제라는 약을 한 주먹씩 먹고 있어도 상태는 점점 악화될 뿐 호전반응이 없다. 이 증세가 깊어지면 가슴이 찢어지게 아프고 강박관념이 심해져 도저히 살 수가 없어 결국 남아 있는 것은 자살밖에 없다는 비명의 소리를 지르기도 한다. 이런데도 아무 이상이 없다는 것이니 이상한 일이다.

몇 가지 증상만 알면 우울증인지 아닌지를 분간할 수 있는 것인데 정신과 의사들은 며칠간씩 입원을 시켜 정밀검사를 해야 정확한 판단을 할 수 있다고 하니 답답한 일이다.

이런 증상으로 병원에 가면 의무적으로 MRI 촬영을 하게 된다. 그러나 MRI는 우울증의 원인을 찾아내지 못한다. 그렇게 되면 의사들은 아무 이상이 없다고 진단을 내릴 수밖에 없다. 정신 신경과에서 우울증을 고치지 못하는 것이 바로 이 때문이다.

정확하게 말하자면 이는 내과 소관이다. 그러나 내과 의사들은 자기네 소관인 줄 모르고 이런 환자들이 나타나면 으레 정신과로 보낸다.

그러니 우울증에 걸리면 고치지를 못하다가 자살의 길을 택하게 되는 것이다. 실제 우울증은 뇌의 혈류장애에 의한 산소 공급 부족으로 생기는 질병이니 내과 소관이 되는 것이다. 결국 우울증 환자가 자살하는 것은 의사들이 제대로 치료하지 못하기 때문이다.

오늘의 세계는 우울증으로 자살하는 사람이 대단히 많다. 일본만 해도 1년에 3만 명이 넘고 미국도 6만 명 이상이 된다 하니 심각한 문제이다. 이런 사정인데도 의사들은 우울증 환자들의 80% 정도는 치료가 가능하니 이런 환자는 즉각 병원

자살 방지 절대 가능

에 가서 치료를 받으라고 권한다. 진실인지 궁색한 체면치레인지 알 수가 없다.

앞서 설명한 바와 같이 우울증은 뇌에 산소 공급을 촉진시켜주면 2~3주일이면 완전 치료가 되는 병이다.

신경과 의사들은 뇌신경 전달 물질인 세로토닌과 노르에피네프린의 분비 이상으로 생기는 것이라 하지만, 사실은 그게 아니다. 정신과 의사들이 이런 소리를 해서 우울증을 고친다고 주장하면 우울증 환자는 계속 늘어만 갈 것이고 자살자가 나와도 막을 길이 없을 것이다.

인기 연예인 이은주 씨의 자살도 의사들의 이런 오류가 없었다면 충분히 예방할 수 있었을 것인데 하는 아쉬운 생각이 든다.

자살 방지 절대 가능

행복 전도사의 자살
전혀 예측도 못한 사회적 사건

행복 전도사로 알려진 작가 겸 방송인 최윤희 씨가 자살을 해 또 다시 엄청난 충격을 던져 주었다. 어느 젊은 대학교수는 그의 자살 소식을 듣고 최진실, 박용하의 자살보다도 몇 배의 큰 충격을 받았다면서 큰 아쉬움이 가시지 않는다는 말을 했다. 최 씨는 그만큼 세인의 인기를 모아 왔다. 수많은 사람들에게 많은 감동을 주어 그의 자살은 전혀 예측도 못한 사회적 사건이라며 온 세상이 먹구름에 휘말리는 충격을 받은 것 같다고 했다.

 최 씨는 행복의 기본이 무엇이고 어떻게 해야 행복한 삶을 누릴 수 있는가라는 생활 철학을 KBS를 통하여 만인에게 가르쳐 왔고, 유명인들의 자살이 있을 때 마다 자살은 최악의 인생길이라며 절대로 자살을 해서는 안 된다고 설득력 있게 지도했다. 그런 분이 어느 날 갑자기 자살을 했다는 보도가 나왔으니 그를 믿고 슬기로운 인생의 꿈을 키워온 분들에게 청천벽력과 같은 놀라운 소식이 아닐 수 없다.

그분은 행복 전도사로 자살을 그토록 미워했으면서 자기가 먼저 행복기준을 깨고 자살을 했으니 이게 무슨 일이냐며 모두 혀를 차고 있었고 일면 배신감마저 들었다고도 한다.

그분은 평소 제일 싫어했던 자살을 왜 했을까?

최 씨가 남겼다는 A4용지 1장 분량의 유서를 보니 지난 2년 동안 입원과 퇴원을 반복하며 투병생활을 해온 탓으로 많이 지쳐 있었다. 그래도 희망을 잡아 보려고 노력을 했으나 가슴의 통증으로 숨쉬기가 힘들어 응급실에 실려가보니 심장에 이상이 생겨 절망감이 생겼다고 했다. 그에 앞선 2년 전부터는 루푸스(lupus)라는 만성 피부병에 걸려 심한 고통을 받아 왔고 이런저런 통증을 합치면 모두 700가지는 될 것이라 하였는데, 주치의들의 설명에 의하면 최 씨는 여러 가지 만성질환에 시달려왔고 그 때문에 우울증이 발생했다는 설명이었다. 우울증에 걸리면 만성피로와 무기력증, 의욕상실, 강박관념, 긴장 불안 초조, 찢어질 듯한 가슴 통증, 대인 공포증 등 여러 가지 증상이 생기는데 최 씨는 바로 전형적인 우울증에 시달리다가 스스로 목숨을 끊은 것 같다.

최 씨가 자살한 이유에 대하여 700가지 질병에 고통 받기 싫어 죽음을 택한 것으로 기사화됐다. 700가지는 과장된 표현이고 다만 셀 수 있는 몇 가지 정도의 질병이 있었지만, 이병원 저 병원을 찾아다니며 여러 의사들의 진단을 받을 때 마다 붙여진 병명을 합쳐본 것이 그렇게 많아 보인 것 같다.

그러나 그녀의 확실한 자살의 원인은 여러 가지 만성 질환이 아니고 우울증에 의한 것이다. 우울증으로 고통 받느니 차라리 편안한 자살을 하는 것이 낫다고 생각하여 자살을 택하게 된다.

이것이 자살의 원인인데 세상에 널리 알려져 있는 자살의 원인을 보면

*희망이 없는 인생살이
*하고 있는 일에 지쳐 있을 때,
*가족과의 대화부족
*직장 생활에 지쳐 있을 때,
*주변 사람들로부터의 소외감
*경제적 불안과 스트레스 집적
*분노 심리의 축적
*부부갈등의 심화
*생명존중 심리의 결여

자살 방지 절대 가능

*영적 삶의 결여

등이 대종을 이루고 있다. 그러나 최윤희 씨의 경우는 최고의 인기에 여유 있는 경제적 생활 등을 해온 것으로 보아 위에 적은 자살 원인과는 큰 거리가 있는 것이다.

그러니까 이제까지 우리가 알고 있는 우울증에 의한 자살의 이유는 완전히 빗나가 있다. 우리는 이 사실, 즉 우울증의 원인에 대한 생각을 완전히 바꾸어야 한다. 그렇지 않고는 우울증에 의한 자살을 절대로 막을 길이 없는 것이다.

여기서 꼭 알리고 싶은 것은 우울증은 여러 가지 질병에 시달려 생기는 것이 아니고 머리의 산소 공급 부족에서 발생한다는 사실이다. 즉 두뇌의 혈류장애에 의한 산소공급 부족이라는 단순 증상이라는 것이다. 그러니까 우리가 이제까지 알고 있는 바와 같은 신경과나 정신과 소관이 아니고 순수한 내과적 질환인 것이다.

사실상 현대의학에서는 우울증 치료제는 없고 있다면 신경안정제나 진통제 아니면 수면제 정도를 항 우울제라며 처방하고 있다. 이런 의약으로는 우울증을 절대로 고치지 못할 뿐 아니라 증상이 점점 악화만 되어가는 것이다.

그래서 청와대에서도 국무 총리실에서도, 교육과학부에서도 여성부에서도 국민의 생명과 건강을 책임지고 있는 보건복지부에서도 전혀 믿지 않는다. 믿지 않고 퇴짜를 놓고 있으니 우리나라 자살률이 세계 최고라는 오명을 벗어나지 못하고 있고 지금 정부가 내걸고 있는 정책 이슈에도 먹칠을 하고 있는 꼴이다.

 우리의 건강과 생명은 바로 국력이라는 면에서 실효성 없는 복잡한 자살 방지론을 버리고 간단히 해결할 수 있는 이 이론을 신속히 받아들여 최윤희 씨와 같은 자살 소동이 일어나지 않는 국가가 되었으면 하는 생각이 간절하다.

'해병대 사고'와 대통령의 잘못
군 통수권자로서는 당연한 진노…그러나

해병대 총기 난사 사건으로 방송 및 언론에서는 국방부 산하 군내부의 기강 해이, 고질적인 가혹행위 등을 문제 삼고 연일 그에 대한 성토와 사건 경위를 보도했다. 연이어 해병대 사령부에서 자살자가 발생했다는 보도에 "우리 군 왜 이러나" 하는 국민의 불만이 터져 나오자 이번에는 대통령이 국무회의에서 군 지휘부에 관한 문책을 지시했다는 보도가 있었다. 군통수권자로서는 당연한 진노였다고 믿어진다.

그런데 그 진노의 내용을 보면 다음과 같다.

*그 사건의 원인 조사를 철저히 해서 책임을 확실히 물어라.
*지휘관들의 관리감독에 문제가 있는 것으로 드러날 경우 지위고하를 막론하고 문책하라.
*병영문화를 획기적으로 바꾸는 것에 더 집중적으로 연구하

자살 방지 절대 가능

라.

*이 문제에 대하여 적당히 넘어가면 되풀이될 수 있는 만큼
반드시 변화가 오도록 하라.

신세대 장병들이 물리적 구타나 고통은 참을 수 있지만, 정
신적인 모욕감을 참지 못하니 종합적인 조사와 조치를 취하라
는 것이었다고 언론은 전했다.

이 지시가 있기 전에 군에서는 이미 이번 사건의 해당부대의
연대장, 대대장, 중대장, 소대장에 대한 보직을 해임했고, 사
건 주범의 차상급자는 구속시켰다고 하는데 대단히 신속한 속
도로 인사처리가 된 셈이다. 이런 상황에서 대통령의 분노나
군 내부 처리는 시의적절한 조치라고 믿어질 수 있겠으나 원
초적인 문제를 생각해 보면 이것은 크게 잘못된 일이다.

대통령의 지시나 군의 처리가 잘못되었다고 지적하면 모두가
펄쩍 뛸 일이나 심층 분석해보면 너무나 잘못된 것으로 판단
이 될 것이다.

총기난사의 주범인 김 상병은 분명 우울증 환자였을 것이다.
그러나 군에서는 우울증 환자라는 사실을 모르고 있었을 것이
다. 일반사회의 전문병원에서도 우울증 환자를 정확히 찾아내
지 못하고 있는 실정이니 군부대의 군의관들의 실력 가지고

자살 방지 절대 가능

우울증을 찾아낸다는 것은 불가능한 일이다.

 누구든지 우울증에 걸리면 불안, 초조, 긴장, 강박관념, 두근거림, 대화 기피, 고독심리, 신경질, 공격성 심리 발동, 기억력 저하, 자살심리의 발동, 비협조적 심리 등이 발생한다. 이것을 주위 병사들은 전혀 알지 못하고 이상한 짓을 한다고 왕따 시킨다. 그 상사들은 명령 불복종, 규칙 불이행, 질서문란자란 굴레를 씌워 구타 또는 가혹행위로 기합이 가해지게 된다. 그렇게 되면 환자는 군 생활에 염증을 느끼며 상사나 자기 주변 병사들이 모두 적으로 보여 복수 심리로 가득 차게 된다. 그러니 주변에서 총기라도 발견되면 총기 난사로 이어질 수도 있다.

 이번 김 상병의 경우도 이런 범주내의 사고뭉치가 되어 있었을 가능성이 큰 것으로 본다. 그러니까 총기 난사의 주범인 김 상병은 심한 우울증 환자였을 것인데 군의관이나 그의 상사들은 그것을 전혀 발견 못했을 것이 분명한 일이다. 사건은 이렇게 발단이 되었는데 이것을 군 내부나 일반인들은 가혹행위의 결과라고 강렬한 비난을 퍼붓는다. 다시 말하거니와 이는 완전한 우울증에 의한 사건이다. 이런 면에서 김 상병의 소대장, 중대장, 대대장, 연대장의 직위해제는 국방부장관의 큰 잘못이고 그 위로는 대통령의 진노도 잘못된 것으로 판단된다.

총기 난사 사건 이후 6일 만에 경북 포항 해병대 1사단 정모 1병이 군화 끈으로 목을 매 자살했고, 그 후 4일 만에 해병대 2사단 원사가 또 자살을 했다.

여기서 우리가 심각하게 생각해 볼 일은 그 원사도 가혹 행위를 당하여 자살을 했을까 할 때 이것은 "아니다"라는 해답이 저절로 나온다. 그렇다면 군내부의 자살은 가혹행위의 결과가 아닌 것으로 확실한 판단이 서게 된다.

군 내부에 관심병사(우울증 의심환자)가 2만 명이(조선일보) 된다 하니 앞으로 이런 어처구니없는 불행한 일이 연거푸 또 벌어질 공산이 큰 것이다.

이런 사건이 다시 벌어지지 않게 하기 위하여서는 우울증의 확실한 원인과 대처방안의 개발이 시급한 것이다. 그러니까 우울증의 확실한 발견만 된다면 자살이나 총기 난사사건과 같은 불행은 일어나지 않을 일이다.

지금 우리나라 자살률이 OECD국 중 제1위라는 불명예를 안고 있다. 그런데도 대통령은 이의 예방이나 방지대책에 관하여 일언반구하지 않고 있다. 그 막강한 의료시스템을 소유하고 있는 보건복지부를 거느리고 있는데도 복지부 장관에게 자살방지대책을 강구하라는 지시 한 마디 없었다. 자살문제는 국민의 생명과 직결되어있는 중요한 사항인데 참 이상한 일이다.

 국가가 반드시 해야 할 일을 하지 않고서 일이 뒤틀렸을 때 그 책임을 연대장, 대대장, 중대장, 소대장에게 물려 직위해제를 하는 정도로 마무리 지을 생각을 하고 있으니 과연 이것이 잘된 일인지 알 수 없는 일이다.

 언론보도에 의하면 미국에서도 해외파병 병사들 중 3년간에 450명의 자살자가 생겨 오바마 대통령이 국가적인 차원에서 대처해 나가겠다고 하는 소식을 들었다. 우리 대통령은 이 문제에 왜 눈감고 있는지 알 수 없는 일이다. 불행한 나라요, 불행한 우리 국군 장병들이다.

 필자는 자살방지대책에 관하여 대통령에게 2번이나 건의했다. 그때마다 권익위원회에 이첩 지시했다. 권익위원회는 자살문제와 아무 상관관계가 없고 자신들은 모른다며 이를 보건복지부에 다시 이첩 지시했는데 국민의 생명을 다루는 복지부에서는 검증이 안 된 것이라고 가볍게 퇴짜를 놓고 말았다.

 우울증에 의한 자살문제는 국민의 생명과 직결되어 있는 사안인데 이런 중요한 일을 이런 식으로 대처한다면 우리의 전망은 암담할 뿐이다. 국책적인 차원에서 대처해 나갈 일이다.

자살 방지 절대 가능

비정하고 폭력적인 '왕따'
선생이나 부모가 감지 못하는 질병이 있다

 언제부터인가 왕따에 관한 심각성이 TV 라디오 신문 등에 크게 보도되고 있다.

 지난해에도 각종 매스컴에서 떠들썩하게 보도된 후 한동안 잠잠해졌기에 그대로 가라앉은 것으로 판단되었으나 이번에는 지난해보다 더 요란스럽게 도출되었다.

 왕따는 어느 특정학생이 동급생들로부터 집단 괴롭힘이나 폭행을 당하는 일을 말한다. 교육부에 의하면 이런 폭행 피해자는 매년 증가하고 있다. 요즘의 왕따는 그 양태가 지극히 비정하고 폭력적이다. 때문에 따돌림을 당하고 있는 학생은 학교에 가기가 불안하고 싫어진다.

 우리 주변에 이런 사태가 빈번해지자 신문 방송마다 그 실상을 고발하고 있다. 드디어는 법원에서까지도 가해학생과 그 부모에게 엄한 질책을 하고 나선 것이 아닌가 한다.

일부에서는 이런 현상을 사회가 점점 메밀라가고 어린 학생들도 이를 닮아 인성이 포악해지고 있기 때문이라는 해석도 있다.

서울대의 남모 교수는 다음과 같은 분석과 대책을 제시하고 있다. 즉 청소년들이 가치관이나 자기 존재의 의미를 검토하지 못하고 있다. 학교에서의 경쟁 일변도의 점수 위주의 교육에서 헤어나지 못하고 획일적인 교육풍토에서 오갈 데 없는 청소년들이 학교생활에 혐오감을 가지고 국면을 전환할 수 있는 돌파구를 찾기 위하여 그런 일을 만들고 자기 자신의 존재를 과시하기 위한 수단으로 집단 괴롭힘이나 폭력을 선택한다는 논리를 펴고 있다. 그래서 청소년을 위한 다양한 교육, 위해한 교육환경의 제거, 청소년 보호법의 대폭적인 보완, 청소년 상담활동의 강화가 필요하다고 제안하고 있다.

그러나 나는 이에 대한 부정적인 생각을 가지고 있다. 반대를 위한 부정이 아니다. 진실을 말하자면 왕따나 집단폭행이 발생하는 것은 가해하는 학생들에게 문제가 있는 것이 아니고 오히려 가해를 당하는 쪽에 문제가 있는 것이다.

물론 개중에는 가해하는 학생에게 문제가 있을 수도 있으나 이것은 지극히 적은 숫자이고 대부분은 왕따 당하는 학생 쪽에 이상이 있다는 사실을 알아야 한다. 즉 왕따 당하는 학생

자살 방지 절대 가능

은 학교 선생이나 부모들이 감지 못하는 질병인 어린이 우울
증이 생겨 일어나는 현상인 것이다.

 실제 어린 학생들에게 이런 질병의 발생이 대단히 많은데 어
른들이 이를 전혀 알지 못하고 있는데 문제가 있다. 이 질병
의 특징을 보면,

　△친구들과 어울리기 싫어지고,

　△대인 공포증이 생겨 사람들과의 접촉을 기피하고,

　△조그마한 자극에도 쇼크를 받게 되며,

　△가족이나 부모에게 자주 짜증을 내기도 하고,

　△신경질적으로 남을 먼저 공격하게도 되며,

　△기억력이 감퇴되거나 점점 학습능력이 떨어지고,

　△가슴이 두근거리고 답답해지기도 하며,

　△항상 혼자 있고 싶고 정신이상과 같은 행동을 하기도 하며,

　△언제나 불안심리가 발동하여 긴장하게 되며.

　△심해지면 자살심리가 발동하여 스스로 목숨을 끊는 경우가
　　있다.

　어린이에게 우울증이 생기면 이상 열거한 이상한 행동을 하
게 되니 친구들의 놀림감이 되는 것은 당연한 일이다. 여러

자살 방지 절대 가능

학생들의 놀림감이 되면 다툼이 벌어져 결국 집단폭행을 당하게 된다.

이것을 질병으로 아는 이는 아무도 없다.

병원에 가서 진단을 해봐도 아무런 이상이 없다 하니 답답한 일이다. 왕따 없는 학교를 만들려면 왕따 당하고 있는 어린 학생의 행동거지를 잘 살펴 위에서 열거한내용의 유무를 찾아내고 치료를 해줘야 한다.

이 질병의 치료는 필자의 BK요법이면 2~3주내에 완전 해결이 가능한 것이다. 이런 사실을 교육부장관에게 제시했더니 질병의 치료는 보건복지부 소관으로 교육부와는 아무런 상관이 없다는 회답이었다. 이것이 우리나라 교육부장관의 교육철학이요, 행정 의지이다. 이런 장관들이 포진하고 있으니 우리나라의 왕따 같은 병폐가 없어질 수 있겠는가.

자살 방지 절대 가능

허울 좋은 자살방지 대책

선진국일수록 자살자 많으나 막지 못하고

우리나라에 자살자가 매년 급증하고 있으니

자살방지를 위해 매년 5천8백억 원을 쓰겠다는

보건복지가족부의 야심찬 발표가 있었다.

일견 보기에 국민의 건강을 담당하는 보건복지부는

진정한 큰일을 하는 것 같고 믿음직하게 보여졌다.

실제 자살방지대책은 복지부의 할 일중 첫 번째 일이다.

지금 세계적으로 자살자 수는 엄청나다.

미국이 1년에 7만 명, 중국이 30만 명, 일본이 3만4천 명, 한국이 1만4천 명 등 선진국일수록 자살자 수가 많으나 모두 막지를 못하고 있다.

자살의 진정한 원인을 모르고 있기 때문이다.

어떤 질병이든 병을 고치자면 먼저 그 원인을 알아야 한다.

원인을 모른 채 고친다고 대들면 모두 헛바퀴 돌리는 격이다.

자살 방지 절대 가능

그런데 우리 보건복지부는 고친다고 열을 올리고 있다.

지금 세상에 나와 있는 자살의 원인을 보면 스트레스의 집적, 사회적 불안 심리의 누적, 경제적 불안 상태, 자기의 업무 능력 부족, 부정적 생각의 가중, 우울한 생각의 지속, 주변 사람들의 사랑 결핍과 이해부족, 절망감과 공허감의 계속, 자책감 무기력감, 의욕상실, 흥미생활의 결여, 소화불량, 두통, 어지럼증 등으로 되어 있다.

그러나 이런 원인론은 전혀 맞지 않는 빗나간 소리일 뿐이다.

이런 원인론을 가지고 자살방지를 하겠다면 모두 엉터리.

미국도, 일본도, 중국도, 우리나라도 또 어떤 선진국도 모두 이런 실정, 그러니 자살 방지대책은 실효를 거두지 못하고 있다.

자살의 진정한 원인은 단 한 가지 머리의 산소공급 부족증이다.

즉 머리에 산소 공급만 잘 되게 하면 자살의 원인은 없어진다. 머리의 산소 공급촉진법은 순환기 질병이다.

엄밀히 따지면 내과적 질병인 것이다.

모르니 이것을 정신과나 신경과 의사들한테 뺏기고 있다.

정신과 신경과에서는 특별한 치료약이 없으니 진통제나 신경안정제 또는 수면제만 계속 먹인다.

그래서 이병을 치료받는 환자는 계속 잠만 자게 된다.

잠을 재운다고 우울증(자살의 원인)이 치료되는 것이 아니다.

의사들이 몰라도 너무 모른다.

사정은 이런데도 복지부는 매년 5,800억 원을 쏟아 붓겠다 한다.

복지부가 쓸 돈은 국민의 호주머니에서 우려낸 귀한 돈이다.

복지부는 이 귀한 돈을 자기 주머닛돈같이 쓰겠다는 것이다.

나는 돈 한 푼 안들이고 자살을 방지할 방법을 찾아낸 것이다.

그러나 복지부는 이 신기한 비법을 믿으려 하지 않는다.

국민의 건강을 챙기는 복지부인지 의사들의 밥그릇만 챙기는 복지부인지 알 수 없는 국가 기관이다.

자살방지대책을 효과 있게 추진하려면 이 방법을 채택하여야 한다.

자살 방지 절대 가능

기독교인 상당수가 정신병 증세?

'집단적 의존병'으로 최면상태에 빠져있기 때문

한국사회병리연구소가 주체한 학술 세미나에서 그 연구소의 대표 백상창 박사는 다음과 같은 요지의 주제발표를 했다는 교회연합신문의 취재보도가 있었다.

한국에는 노이로제 등 정신병을 치료해야 할 환자들만 90~100만 명에 달한다. 중증환자는 30만 명이나 되는데 그 중 80%가 기도원이라는 곳에서 족쇄를 차고 감금되어 있는 상황이며, 더욱 심각한 문제는 의료계의 무사안일주의와 종교계의 사이비성 치유방법이다.

노이로제 정신병 환자 중 상당수가 기독교인들로 조사됐으며, 이것은 교회에 가서 복(福)만을 받겠다는 집단적 의존병으로 최면상태에 빠져있기 때문이다.

일부 기독교인들이 안찰과 같은 종교적 기도행위를 통해 병을 치료하겠다는 일념에 기도원의 검증받지 못한 치료행위가

자살 방지 절대 가능

일부 기독교인의 정신병을 더욱 악화시키고 있다.

한국교회는 난치병 환자의 치료에 열중하고 있으며 상당수의 지식층에 있는 사림들도 암이나 불치병에 걸릴 경우 마지막 치료방법의 하나로 선택하는 장소가 기도원이다. 기도원에 모든 재산을 헌납하는 등 변질된 믿음을 사용해 보기도 하지만, 더 큰 실의와 절망을 경험한 환자들이 줄을 잇고 있다고 한다.

이 기사를 읽고 사회 병리연구소가 무엇을 연구하는 곳인가 의문이 생겼다. 이름 그대로 병리연구소라면 인체의 질병의 원리를 연구하는 기관임에 틀림이 없다. 즉 인체의 건강학이나 의학 또는 질병을 연구하는 것을 목적으로 하는 기관이란 뜻이다. 우리 국어사전이나 의학사전에 병리라는 뜻은 질병의 원리라 정의하고 있기 때문이다.

그런 연구소라면 현재 한국 사회에 만연되고 있는 질병, 즉 불치병의 원인과 치료방법 그리고 그 원리를 연구한 내용을 발표했어야 한다. 그러나 그런 원리의 내용은 하나도 없이 터무니없이 기독교를 심하게 헐뜯는 소리를 하였으니 평소 기독교에 대한 반감으로 꽉 차있는 연구를 해서 발표한 꼴이 된 것이다.

사회병리연구소라면 병리라는 이름을 붙여서는 안 된다. 사

자살 방지 절대 가능

회 병리연구소가 질병의 원리를 연구하는 기관이 아닌 이상 그 기관이 오히려 사이비 연구소란 인상이 강하게 풍긴다. 즉 백 박사는 병리가 무슨 뜻인지도 확실히 모른 채 연구소의 명칭을 붙여놓고 있는 것 같다. 그런 연구소가 정신병이 어떠니, 우울증, 노이로제가 어떠니 하는 소리를 할 자격과 식견이 있는 것일까.

백 박사는 우울증이나 노이로제가 정신적 질환에서 발생하는 것으로 착각하고 있는 듯하나 이것은 뇌에서 혈류장애, 즉 순환기 장애에 의한 산소부족에서 나타나는 증상인 것이다. 이 증상이 나타나면 모두가 정신적 질환으로 알고 정신과나 신경과 병원을 찾아간다.

이런 질병은 기독교인들에게만 발생하는 것이 아니라 불교인, 유교인, 천주교인, 천도교인 할 것 없이 공평(?)하게 발생되고 있으며 무종교인에게도 수없이 발생되고 있는 심각한 질병이다. 이런 실정인데도 백 박사는 기독교인들만 이런 질병이 많은 것 같이 소리 높이고 있다.

이런 질병의 환자가 많다는 사실에 대하여 종교를 나무라기 전에 먼저 의료계를 성토하고 나서야 한다. 의료계가 이런 질병을 못 고치고 양산만 하고 있으니 환자들이야 어떤 치료법이라도 쫓아 몸부림치다가 교회에도 찾아가고 기도원이나 절에도 가보고, 또는 무당집이나 민간 치료원에도 찾아가게 되는 것이다.

사회 병리연구소라는 간판을 걸고 행세를 하려 한다면 이런 원리를 분석 연구해야 한다. 따라서 이런 질병의 원리를 연구할 능력이나 기능이 없다면 건강이나 질병 또는 치료라는 명칭을 기관의 간판에 붙여서는 안 된다.

이런 면에서 본다면 한국사회병리연구소는 정도를 벗어난 일을 하고 있는 것이 아닌가 한다. 남을 탓하기 전에 먼저 자기의 정체성부터 살펴 사이비성 기관이라는 오해를 받지 않게 함이 옳다.

자살과의 전쟁
최첨단 의료장비 동원해도 찾지 못하는 원인

미국의 자살자 수가 연간 7만 명 선이 되고, 자살을 시도하는 사람이 매년 65만 명이나 되며, 미국 성인의 40%인 840만 명이 자살을 생각하고 있다 한다. 미국 정부로서는 '자살과의 전쟁'을 선포할 만한 일이다.

왜 미국같이 잘 사는 부자나라에서 무슨 불만에 많기에 자살자가 그리 많은 것일까.

자살률이 세계에서 가장 높은 나라는 복지정책이 최고로 잘 되어 있다는 북구의 노르웨이와 스웨덴이라 한다. 국민소득이 우리의 3배 가까운 스위스도 높은 자살률을 시현하고 있으며, 선진국임을 자랑하고 있는 일본도 자살자가 매년 증가 일로에 있어 골머리를 앓고 있다는 소식이다.

그렇다면 우리는 어떠한가?

여고생이나 중학생들이 까닭 모를 자살을 하는 사건이 잦을

뿐 아니라 성인들의 원인모를 자살도 심심찮게 뉴스의 한 면을 얼룩지게 하고 있다.

왜 이렇게 나라마다 자살 문제가 매년 심각성을 더해가고 있을까? 보도 분석을 보면 정신분열증이 대부분이고 그 외 환경과 기후의 변화, 경제적 실패, 직장 및 직업상의 불만, 사업상의 실패, 사회적 불만 표출, 개인적 욕구 불만, 가정불화, 정신적 불안, 공포 심리의 발동, 염세 비관, 육체적 장애, 우울과 병고, 또는 학생들의 경우는 부모의 과도한 간섭, 면학 분위기의 강박관념, 친구들과의 갈등 등을 들고 있다.

실제 이런 이유 있는 내용들이 자살의 원인이라 한다면 병원이나 사회지도층, 주변 환경, 친구 또는 학교의 지도, 학부모나 가족들의 협조 등으로 대부분 해결될 수 있는 문제이다. 그러나 심각한 문제는 까닭모를 자살이 대부분이어서 이를 사전에 예방이나 해결할 수 있는 묘방이 없다는 데에 있다.

그런 까닭모를 자살에 대하여는 막강한 국력으로도 막을 길이 없다. 막아 보겠다고 소리치고 있지만, 그것은 마치 암을 정복하기 위하여 30년간 국력을 쏟아부어온 미국이 오히려 암으로부터 정복을 당하고 있는 꼴과 하등 다를 바 없다.

까닭 모르는 자살심리의 발동은 머리의 산소공급 기능에 이상이 생겼을 때 일어나는 생리적 이변이 원인인 것이다. 이런

자살 방지 절대 가능

증상이 생기면 불안, 긴장, 초조, 두통, 편두통, 우울, 어지럼, 구토, 심박동 부전, 강박관념, 신경질의 발동, 공격성 심리, 만성피로와 무기력, 대인 기피증, 고독감, 의욕상실, 기억력의 감퇴, 눈의 피로, 또는 안압 상승에 의한 통증, 시력장애 등의 증상이 종합적으로 발생하는 경우도 있고 사람에 따라 몇 가지만 따라붙는 경우가 있기도 하다.

 이런 질병의 환자들은 삶의 의미를 상실해 버리기도 하고, 이것이 심해지면 뇌에서 '죽어봐라 죽으면 낙원 이다'하는 귀신들린 환각소리가 계속 들리기도 한다. 이것을 보고 세간에서는 귀신들렸다 해서 무당을 불러 굿판을 벌이기도 하고 푸닥거리도 하게 된다. 여기서 힌트를 얻어 그런지는 몰라도 어느 교회에서는 이런 증상이 있는 청년을 치료한답시고 마룻바닥에 엎어놓고 짓누르고 밟고 두들겨 귀신 쫓는 흉내를 내다가 숨지게 하여 철창신세를 지게 된 목사와 전도사가 있었다는 TV보도도 있었다. 이런 질병을 귀신 쫓아내는 치료로 치유한다는 것은 무식하고 무모한 짓이다.

 까닭 모르는 의문의 자살은 대개가 이런 질병의 소유자들이다. 우리 주변에 이런 환자들이 부지기수로 많다. 그러니 미국에서 자살과의 전쟁을 선포하지 않을 수 없게 된 것이 아닌가 한다. 그러나 현대의학에만 의존했다가는 또 헛다리짚게

자살 방지 절대 가능

될 것이 뻔하다. 필자의 BK산소공급촉진법이면 간단히 치료가 가능하다는 것을 믿는다면 전쟁까지 할 필요는 없다.

자살 방지 절대 가능

자살자를 살려주면 범법자?
죽게 내버려 두면 준법자 되는 모순 제거를

우리나라 자살자가 매년 3만여 명
대부분이 우울증 환자들이라 했다.
우울증은 병원에서 고치지를 못 한다.
그래서 우울증은 불치병이라 낙인찍었다.
필자는 20여 년 연구 끝에 그 치료법을 찾아냈다.
세계의 의사들이 해결 못하고 있는 쾌거이다.
이 불치병을 고쳐서 살리게 하면 범법자 되고
죽게 내버려두면 준법자 된다는 것이 복지부의 설명이다.

우리 주변에는 불치병 환자가 상상을 초월한다.
의료 수준이 불치병을 해결할 실력이 없기 때문이다.
불치병을 민간요법으로 고친다면 모두 범법자 되고
죽게 내버려 두면 준법자 된다는 것이 현 의료법이다.

자살 방지 절대 가능

누구나 병이 나면 병원을 찾아 가게 되나
병원에 가면 고치는 병보다 못 고치는 병이 더 많다.
그 불치병을 양산하는 의사들을 정부는 철저히 보호하며
의료법이란 쾌쾌 묵은 제도에 칼날을 세우고 힘주고 있다.

세상은 엄청난 속도로 발전하고 있는데
의료법만은 50년 전의 낡은 법을 철 밥통마냥 지키고 있다.
이런 제도를 보호하고 있으니 불치병 치료술의 발전이 없다.
무사 안일하고 무경쟁의 정신을 지키고 있으니 그럴 수밖에.
현대의술의 무능은 무경쟁의 대표적 산물
의술의 발전을 자연요법과의 경쟁을 시켜야 한다.
병 고치는 것이 의사이지 못 고치는 것이 의사냐?
불치병으로 오랜 세월 고생하는 환자들의 아우성이다.

보건 복지부는 이런 무능 의사들에게 면허증을 주고
그런 면허증을 걸어놓고 불치병을 고치라 한다.
국민을 속이고 불치병 환자들을 속이며 돈 벌게 한다.
정부는 국민의 건강을 위해 낡은 의료법의 옹호자 되지 말고
밝은 세상에 걸맞게 낡은 옷을 벗어 제치고
국민을 위해 병 고치는 의사 만들기에 앞장서야 한다.

자살 방지 절대 가능

죽을 사람 고쳐주면 범법자 되고

죽게 내버려 두면 준법자 되는 모순을 조속히 제거하라.

자살 방지 절대 가능

일본 1억 국민의 우울증
사회의 일시적 환경과 심리변화로 나타나는 증상

일본에서 '일본 1억 국민의 우울증' 제목하의 책이 발간되어 폭발적인 인기리에 판매되고 있다는 KBS의 보도가 있어 긴급히 구해 읽어보았다.

저자는 의과대학 정신과 여 교수로서 프랑스와 미국 등 선진국에 초청되어 공동 연구와 공부도 하여 우울증에 관해서는 세계적인 실력자였다. 그런 저명한 교수가 저술한 책이니 상당한 인기리에 팔리고 있다는 것은 이해가 간다. 책의 내용대로 일본 국민이 모두 우울증에 걸려 있다면 일본은 완전 지옥의 나라이다.

내용을 요약해 보면 다음과 같다.

※ 우울증은 누구에게나 찾아올 수 있는 질병이기 때문에 마음의 감기로 불리고 있다.

※ 과거 산업혁명 당시의 폐결핵에 버금가는 정신질환이며,

※ 최근 모든 불치병 중에서도 우울증의 비중은 압도적으로 높은데 그 이유는 과거에 없던 신형 우울증환자가 급증하고 있기 때문이다.

※ 이런 우울증은 내향적이고 진지하고 책임감이 크고 자책하는 성향이 짙은 사람의 경우 걸리기 쉽고,

※ 최근 우울증 환자는 타인의 말 한마디에 상처를 받거나, 직장 등에서 하기 싫은 일을 당할 때 생기고,

※ 사회의 구조적인 요인이 크게 작용하였을 때,

※ 경제 불황으로 침체된 분위기가 만연할 때,

※ 급여삭감, 구조조정, 소득의 양극화, 재난이 닥쳐올 염려가 생길 때,

※ 사회적 지위의 차가 심할 때,

※ 희망이 없고 기분이 우울해서 아무것도 하기 싫을 때,

※ 강박성 인격적 장애,

※ 신체불안과 심한 스트레스를 받아 고민이 쌓일 때 등 그 원인이 대단히 다양하다.

실제 상황이 그렇다면 우울증에 걸리지 않을 사람이 없어 일본은 보통 심각한 문제가 아니다.

자살 방지 절대 가능

일반적으로 이런 증상이 확실하다면 누구나 정신과 병원을 찾게 되는데 병원에 가면 의례 MRI, CT 촬영과 혈액검사 등 여러 가지 검사를 받게 된다. 그러나 우울증에 관한 한 어떤 병원에서도 확실한 원인을 찾아 내지 못 한다. 그래서 실제 우울증 환자들은 심각한 고민 끝에 자살을 시도하는 경우가 많다.

최근 일본에서는 우울증에 의한 자살자 수가 1일 100명 수준이 된다. 그래서 일본 정부는 2006년에 자살방지법을 제정하여 적극 대처하고 있으나 이상하게도 그 자살방지법이 제정된 후에 자살자 수가 감소되는 것이 아니라 오히려 증가하고 있는 사정이 되어 실제 정부와 의학계에서는 말 못하는 고민 상태에 빠져있다.

현실적으로 의학계에서는 우울증의 원인을 전혀 모른다. 그래서 일본뿐 아니라 우리 한국을 비롯한 세계 어느 나라도 우울증을 불치병으로 정착시켜 놓고 있는 것이다.

따라서 이 책에서 설명한 우울증은 일반 국민들이 느끼는 일시적 정서심리의 변화이지 실질적인 우울증이 아니다. 사회적인 일시적 우울심리의 발생과 우울증은 그 원인이 전혀 다른 것임으로 이를 확실히 구분할 줄 알아야 한다.

우울증은 경동맥소체의 경색으로 머리의 산소공급 부족상태

자살 방지 절대 가능

가 발생하는 질병으로서 이 증상이 생기면 긴장, 불안, 초조, 의욕상실, 심한 환상발작, 공황증, 고독생활의 고집, 대화 부족, 활동기피, 자살심리 발동 등이 생긴다.

교수가 기록한 심리적 우울 상태와는 전혀 차원과 질이 다른 것이다. 그럼으로 책에서 설명하는 우울증은 일반 생활습관상의 심리적 불안현상이지 진정한 우울증이 아니다.

의학계에서는 이런 증상을 확실히 구분할 줄 알아야 한다, 그렇지 않으면 엉뚱한 사람을 우울증 환자로 몰아 국민 전체를 우울증환자로 만들어 버리게 된다.

30년 전에 이와 비슷한 '뇌 내 혁명'이라는 책이 일본에서 출간됐다. 이때 지금과 같이 폭발적인 인기로 판매되자 한국의 약삭빠른 출판사에서 번역 판매로 엄청난 재미를 보았다. 필자는 이 책을 읽고 엉터리 중의 엉터리라고 비판했다가 오히려 많은 비판을 받은 바 있다.

지금도 그렇지만 당시 일본 사람이 쓴 책이라면 팥으로 메주를 쑨다 해도 철석같이 믿고 있는 분위기에서 엉터리라고 비판했으니 욕하지 않을 사람이 없었다. 그러나 그 후 이 책은 필자의 예언대로 엉터리 무덤으로 묻혀버리고 말았다.

지금 이 책도 과거의 '뇌 내 혁명'과 똑같은 운명을 타고났다고 단언한다.

자살 방지 절대 가능

이 책대로 일본 1억 국민이 우울증에 걸려 있다고 한다면 일본은 완전히 지옥의 나라이다. 이 정신과 교수도 우울증과 일반 우울상태를 구분 못하고 이런 엉터리 책을 만들어 놓고 있다.

확실히 말하거니와 우울증은 병이 먼저 와서 병증이 나타나는 것이지, 사회의 일시적 환경과 심리변화로 나타나는 증상은 질병이 아닌 것임을 알아야 한다.

따라서 진정한 우울증은 두뇌의 산소공급 촉진법으로 치료를 하면 20일 내외에서 완전히 치료가 되는 것이다. 그러니까 실제의 우울증은 머리의 산소 부족이 원인이므로 그 명칭부터 "산소부족증"(가칭)으로 바꾸어 사회적 혼란을 막아야 한다.

일본인들은 이 진실한 충고를 받아들여 사회적 지옥을 만들지 말고 건강한 일본사회가 되기를 바라는 바이다.

필자는 이 기이한 우울증의 치료 기술을 외국에 수출하여 우리의 국익창출과 함께 일본 등 세계적인 자살방지에 크게 기여하고 싶은 생각이 간절하다.

홍콩의 자살소동
매년 자살하는 인구 급증…행정당국 큰 비상

최근 조선일보의 홍콩특파원이 보낸 보도에 의하면 홍콩에는 매년 자살하는 인구가 급증하여 행정당국에 큰 비상이 걸려 있다는 소식이다. 자살소동은 비단 홍콩뿐만이 아니라 세계 어느 나라도 마찬가지 사정이고, 특히 미국에서는 자살과의 전쟁을 선포했다는 등 대단히 심각한 상태에 있는 것으로 알려지고 있다.

이런 자살은 특별한 이유나 유언장 없이 어느 날 갑자기 돌발하는 것이 특징이어서 자살의 원인을 알 수 없다는 것이 행정당국이나 의학계의 고민인 것이다.

홍콩에서는 그 자살을 막기 위하여 6천여 명의 자원봉사자들이 대대적인 생명존중 캠페인에 나서고 있으며 교회와 복지회관 등이 연계하여 자살방지 교육을 적극적으로 추진하고 있다 하니 그 심각성을 짐작할 수 있다.

자살 방지 절대 가능

그 자살방지 캠페인의 교육내용을 보면

① 생명 존중운동의 전개.
② 자기 행동에 책임을 진다.
③ 다른 사람과 희로애락을 공유한다.
④ 옆 사람과 조를 이루어 대회훈련을 한다.
⑤ 가정과 화교 직장내의 대화 단절이 없게 한다.
⑥ 생명존중 40만명 서명운동을 벌인다.
⑦ 자살을 하겠다는 생각을 버리자.
⑧ 실업률을 최소회하여 의욕과 기쁨을 준다, 등이다.

그러나 이런 대책을 가지고 현재 번져가고 있는 자살소동을 잠재울 수는 없는 것이다. 옛날의 자살 동기는 대개 사생활의 불만, 죄책감, 갈등의 심각성 등 그 원인이 확실한 것이었으나 작금의 자살은 그 원인을 알 수 없는 것이 대부분이라 하고 있다.

옛날의 자살원인이 그러했으니 지금의 자살도 옛 자살동기와 유사한 것으로 간주하고 그 대책을 강구하고 있는 듯하다. 지금 홍콩 당국이 분석한 자살원인을 환경적인 요인이나 개인적 불만심리에 주안을 두고 해결하려고 하나 그 방법을 가지고 자살을 억제하기란 '젓가락으로 물 떠먹는 꼴'이다. 지금 후진국보다 선진국이나 부유한 나라에서 자살자가 많다는 것은 사회적 환경적 문제의 열악성에 있는 것이 아니라는 데 유의할 필요가 있다.

 자살심리 발동은 머리의 산소공급 기능의 저하에 있다. 머리에 산소가 잘 공급이 되지 않으면 심리적 불안, 긴장, 초조, 강박관념, 체력저하, 대인공포증, 대화기피증, 만성피로와 무기력증, 두통, 편두통, 때로는 어지럼증, 시력장애, 의욕상실, 생의 애착심 상실, 기억력 감퇴 등의 증상이 일어나게 되고 기쁨과 웃음이 없어진다. 이런 증상이 일어나게 되면 자살심리가 발동되고 죽어버렸으면 하는 생각과 죽음의 공포 심리의 소멸과 함께 죽음의 환상이 자꾸만 떠오른다.

 이런 환지에게 생명 존중의 고귀성을 아무리 강조 해봤자 먹혀들어가지 않는다. 이런 증상이 나 타나면 모두가 정신적 질환으로 생각하여 정신과 병원을 찾아가나 정신과 병원에서는 이런 질병에 대한 원인조차 찾아내지 못한다. 최첨단 의료장비라 하는 MRI, CT 뇌파 검사기가 이런 질병의 원인을 찾아내지 못하게 되니까 정신과 의시들이 깜깜해질 수밖에 없다. 정신과 의사들은 이런 환자가 찾아오면 특별한 치료법이나 치료약이 없어 진통제나 수면제에 소화제를 섞어 한 주먹씩 먹게 하는데 결과는 잠만 재우고 위장 간장 신장 등의 기능을 저하시키는 부작용만 키우게 할 뿐이다.

인터넷을 통한 자살사이트 등 동반자살 소동이 일어나고 있다. 이것도 이런 증상의 원인이라 보고 대처해 나가야 하는데 일부 언론에서는 인터넷 중독증이 이런 질병을 유발하는 원인이라고 법석을 떨며 엉뚱한 대처 방안을 제시하고 있다.

이런 질병이 발생하면 부유한 생활자라도 또 철학자나 문학가 예술가도 소문난 덕망가도 생의 의욕을 완전히 잃어버리고 인생의 허무함을 느끼게 되며 '헛되고 헛되도다' 등 헛소리를 연발하다가 끝내 자살하고 마는 경우를 흔히 보게 된다. 그 대표적인 사례가 '바다와 노인'으로 유명한 헤밍웨이의 의문의 엽총자살이 그러했고, 초인적 철학자 니체가 이 병의 희생자가 되었으며, 19세기 유럽에서는 허무주의 철학가가 여럿 나타나기도 했다.

이런 자살소동이나 허무주의는 뇌의 산소 공급기능 장애에서 그 원인을 찾아야지, 홍콩 당국의 희로애락의 공유, 생명존중 40만 명 서명운동, 가정과 학교 직장 내의 대화 캠페인 전개만으로는 절대 해결 불가능한 일이다.

이스라엘 군병들의 자살
자살을 막지 못하는 근본적인 원인

이스라엘 군병에 자살자가 많다면 무슨 헛소리냐며 핀잔 받을 일이다. 세계의 노벨과학상의 절반을 차지하고 있다는 이스라엘이 자살 하나 방지 못하고 세계 상위권의 군병 자살자를 내게 하고 있으니 이상한 일이 아닌가?

조선일보의 현지특파원이 보내온 기사내용을 보니 이스라엘 군병의 자살자 수가 우리보다 많다는 현실인데 이는 전혀 믿어지지 않을 일이다. 이스라엘 군은 작전 또는 훈련이 끝나면 사병이 장군에게 담뱃불을 빌려달라고 할 정도의 민주군대 분위기라는데 자살자가 왜 그리 많은가?

그 원인에 대하여는 아는 사람이 아무도 없다는 것이 문제의 실상인 것이다.

이스라엘은 주변인구 10배가 넘는 아랍인들과의 생사를 가르는 심각한 적대관계 속에 살아가고 있기에 초긴장의 국가

안보 상태라서 국민개병, 즉 남녀 모두가 징병제도임으로 젊은 시절에는 남녀 모두가 군에 입대하게 되어 있다. 그중에서 좋은 부대 출신들은 제대 후 훌륭한 직장에 갈 수 있다하여 누구나 경쟁적으로 그 부대에 입대하기를 원하고 있으나 그런 훌륭한 부대에서도 자살자가 끊이지 않고 있다는 것이다.

자살자는 대개 입대 후 6개월 정도에서 많이 나타나는데 이것은 입대 후 부대생활에 적응하지 못하여 스트레스를 많이 받아 일어나는 것이라고 이스라엘 당국은 분석하고 있다. 이런 의문의 자살문제를 잘 검토하여 자살률을 낮추겠다고 하나 신통한 방법이 없다는 것이 이스라엘 당국의 고민인 것이다.

이스라엘은 이와 같이 자살자가 많아도 우리 군과 같은 부대 해산이라는 극단적인 처방을 하지 않는 것이 우리와 다른 점이다. 이스라엘뿐만이 아니라 해외에 파견된 미군도 군인들의 자살자가 3년에 45명이나 된다 하여 심각한 문제로 다루고 있다. 그러나 군내부생활의 억압 등을 문제시 않고 그저 원인 모르는 실태라고 인지하며 우리와 같은 지휘체계의 부실이라는 지적을 하지 않고 조용히 대처하고 있다.

미국도 자살은 심각한 병리적 현상이라는 사실로 알고 있고 국책적으로 자살방지 대책을 서둘고 있으나 지금까지 뾰족한 대책이 없는 것이 그들의 고민인 것이다.

자살 방지 절대 가능

미국은 해외에 파견된 군인뿐 아니라 본토에서도 매일 200여 명의 자살자가 생겨 연간 7만여 명의 원인 모르는 자살자가 발생하고 있어 사회의 큰 문제점으로 대두되고 있다. 그래서 오바마 대통령은 자살을 방지하기 위하여 매년 1억 2천 불씩의 자살방지 연구비를 지출하겠다고 발표한 일이 있으나 그런 연구비가 지출되고 있어도 자살률은 꿈쩍 않고 있는 것이다.

자살 문제는 우리 한국과 이스라엘 그리고 미국만이 아니라 일본 중국을 비롯한 유럽 등 전 세계가 똑같이 심각한 문제가 되고 있으나 이런 나라들도 자살에 관한 한 효과적인 대책이 없는 것이다. 이런 세계적인 사회문제의 와중에서 필자는 자살 방지 문제는 "식은 죽 먹는 수준의 쉬운 방법"이라는 이론을 정립, 발표한다. 그러나 이것은 '천지가 진동할 충격적 발상'이라는 평과 함께 이것이 사실이라면 '국보적 이론이요, 노벨상감'이라는 주변의 평이다.

이스라엘 당국이 발표한 군병 자살은 입대 초기의 병영 생활에 익숙지 못하여 스트레스가 쌓이고 있는 것이 주요원인라고 설명하고 있다. 지금 스트레스는 만병의 원인이라고 의학계는 정설화 시키고 있다. 의학계가 이런 소리를 하고 있으니 종교계, 학계, 사회과학계 할 것 없이 모두 덩달아 한목소리를 내고 있어 일반인들도 다 같이 스트레스를 만병의 원인으로 알고 건강 장수하려면 스트레스를 받지 않는 습관을 붙여야 한다는 건강론을 내세워 널리 인식시키고 있다.

 세상을 살아가자면 스트레스를 받지 않을 수 없다. 그중 스트레스를 가장 많이 받는 대상은 고 3짜리의 입시준비생이라 할 수 있는데, 스트레스가 만병의 원인이라면 그 고 3짜리 학생들은 몽땅 만병에 걸려 있어야 하지 않을까?

 우리가 몰라도 너무 모르고 있다. 모르면서 아는 척하며 강변하고 있는 것이 자살문제를 해결 못하는 원인이 되고 있는 것이다.

 이스라엘 군병들이 입대 초기에 겪는 스트레스가 자살의 원인이라고 하는데 이런 면에서 본다면 '스트레스 무식론'은 우리나 저들이나 매한가지인 것이다.

 자살을 막지 못하는 근본적인 원인은 자살을 정신적인 문제로 다루고 있기 때문이다. 분명히 말하지만 자살은 절대로 정신과 소관이 아닌 머리의 산소 공급부족이라는 내과적 문제인 것이다. 내과적 문제를 정신과에서 다루고 있으니 자살(우울증에 의한)을 전혀 막지 못하고 있는 것이다.

 UN에서는 매년 9월10일을 자살예방의 날로 정하여 세계가 함께 대처토록 하고 있으나, 그 행사는 일종의 형식적인 행사

로 그치고 있어 실질적으로는 완전 무가치한 행사가 되고 있
다.

자살 방지 절대 가능

로봇 천재 KAIST 대학생 자살

그런 우수한 학생이 왜 자살을 선택했을까?

부산 D고 출신 KAIST 대학생 조모 군이 그 대학의 중앙 기계실의 모퉁이에서 자살을 했다는 보도가 있었다.

실업계 고등학교 출신으로 KAIST 대학에 입학한 것은 그가 처음으로서 그 학생은 2007년 국제 로봇 올림피아드 한국대회에서 대상을 수상했고 2008년 세계내회에서 3등 등 60여 회의 수상을 한 로봇 천재였다고 한다.

그는 부산 D고 디지털 정보 전자과 2009년 가을 입학사정 관계 학교장 추천 전형을 거쳐 2010년 신입생으로 선발 입학한 학생이었다 한다. 그런 우수한 학생이 자살을 했다는 것은 참으로 애석한 일이고 KAIST 대학이나 국가적으로도 큰 손실이 아닐 수 없다.

그렇다면 그런 우수한 학생이 왜 자살을 했을까?

그 대학 담당교수의 말에 의하면 과학고 출신이 아닌 일반고 출신이나 실업계 고등학교 출신들은 처음 1년간은 공부를 따라가기 위해 하루에 3~5시간만을 자며 2배 이상 노력을 해야 하기 때문에 심리적 압박을 받아 스트레스를 많이 받게 된다고 한다. 그 위에 조 군은 미분적분 같은 어려운 수학에 들어가서는 F학점을 받아 낙제 수준이 되어 여기서 오는 초조감이 심리적 불안감을 가중시킨 것이라는 설명이다.

 사정이 그렇다면 조 군의 자살은 수학담당 교수의 책임이 큰 것으로 결론짓게 된다. 세계적인 로봇 천재학생을 미분적분이라는 지옥 속에 몰아넣어 죽음에 이르게까지 한 것으로 판단된다.

 여기서 냉철히 검토해 보아야 할 사항은 조 군 같은 입장에서는 미분적분 같은 고도의 어려운 수학이란 필요치 않다. 그가 세계적인 로봇 기술자 학생이 된 것은 미분적분이 능한 학생이 되어서가 아니다. 미분적분을 하나도 몰라도 그런 세계적인 능력을 갖게 됐고 그 수준까지 되는데 미분적분은 필요치 않았다. 이런 학생에게 취미도 소질도 없는 수학을 강요한다는 것은 교육상 문제가 아닌가 한다. 미분적분이 필요한 학생에게만 그런 수학을 가르치는 것이 도리요, 앞으로 교육의 개선점이 아닐까 생각한다.

 사실을 말하자면 세계적인 발명왕이었던 '에디슨' 그는 초동

자살 방지 절대 가능

학교 4학년 밖에 다니지 않았다. 그는 미분적분의 이름조차 몰랐다. 그래도 1천여 개의 세계적인 발명품을 만들어냈지 않은가.

어려운 미분적분을 학생들에게 의무적으로 배우게 하여 KAIST는 그런 어려운 학문을 가르치는 소문으로 명예가 유지된다는 생각을 버리고 조 군과 같은 전문 기술자를 길러내는 KAIST가 되어야 하지 않을까 한다.

사회적으로 이름난 대학 총장이나 과학자나 노벨상 수상자들이 모두 미분적분을 통달한 사람들이 아니고 지금 그분들에게 미분적분 시험을 보면 합격할 사람이 아무도 없을 것이다. 그 전문분야에서는 미분적분이 필요치 않기 때문에 모두 팽개쳐 버리고 만 것이다.

미분적분 같은 고도의 수학이 해당 교수들의 밥그릇만을 위한 교육이 되어서는 안 된다. 필요한 학생들에게만 가르치는 것이 사회 활동이나 국가발전에 이익이 될 일이다.

조 군의 자살의 원인이 미분적분 같은 어려운 수학 때문에 우울증에 걸렸다는 담당 교수의 설명을 듣고 한마디 했다.

그렇다면 조군의 진정한 자살의 원인은 무엇일까?

한 마디로 말해 그는 우울증이었다고 본다. 기숙사의 그 방에는 수면제 통이 12개나 되었다고 하는 점으로 보아 그는

자살 방지 절대 가능

심한 우울증에 시달렸다고 판단하는 것이다. 그리고 그는 며칠이 아닌 수많은 날을 혼자 고민하고 괴로워한 흔적이 엿보였다고 한다. 그는 생활하기에 얼마나 괴로웠기에 수면제를 상복하며 지냈을까. 그의 머리맡에는 수면제뿐이 아니고 신경안정제도 있었을 것이다.

우울증에 걸리게 되면 다음과 같은 증상이 일어난다.

* 머리가 띵하고 명쾌하지 못하며,
* 기억력이 떨어지고 건망증의 증세가 있고,
* 만성피로와 무기력증이 발생되고,
* 가슴이 두근거리고 답답하고,
* 긴장, 불안, 초조, 강박관념, 의욕상실,
* 대화 기피증과 고독을 찾으며,
* 신경질적인 심리와 공격심리의 발동,
* 학생들은 학습능력이 떨어지고,
* 자살심리 발동으로 자살사이트의 선호,
* 머리에서는 자살을 종용하는 환상이 떠오르고,
* 자살이 두렵지 않고,
* 모방 자살을 기도,
* 강박관념 발생으로 자살심리발동

자살 방지 절대 가능

등이 생기게 된다. 의사들이나 주위 사람들은 항상 우울한 생각의 집적이나 명랑한 생각을 하지 않았을 때 우울증이 생긴다고 하나 사실은 아니다.

우울한 생각의 집적이 우울증에 걸리는 것이 아니고 거꾸로 우울증이 생기면 우울한 생각과 위에 적은 여러 가지 증상이 나타나는 것이다.

그렇다면 우울증은 왜 생기는 것일까?

머리에 산소공급이 부족하면 생기는 것이다. 경동맥 소체의 직경이 좁아지거나 기능이 저하되면 뇌에 산소가 부족해져 시상하부와 뇌하수체 등 세포가 경직될 때 우울증이 생긴다. 이 원리를 의사들이 모른다. 모르니까 치료제라 하여 우울증 환자에게 신경안정제나 진통제 또는 수면제 등을 먹인다. 이런 약을 과다 섭취하면 항상 잠만 자게 된다. 의사들은 잠을 재우면 치료가 되는 줄 안다. 산소공급 촉진 즉 내과적 치료를 해야 한다. 그런데 내과 의사들은 자기네 소관인 줄을 모른다. 그래서 우울증은 의사들이 고치지를 못하는 것이다.

'로봇천재 조 군'의 자살도 이 우울증의 희생물이었다, 이것을 KAIST 대학에서는 학교 성적이 부진하여 고민 끝에 자살한 것이라고 발표한 것이다. 대학교수들이 너무 모른다. 이 원리를 모르면 제2, 제3의 제자들의 자살을 막지 못한다. 우

자살 방지 절대 가능

리는 학생들이나 젊은이들의 자살을 막기 위하여 머리의 산소 공급 촉진법을 배워야 한다. 국익차원에서 또는 KAIST의 명예를 위하여 교수들은 이 원리를 배워야 한다.

자살 방지 절대 가능

일본 왕세자비의 우울증
'적응장애'를 앓고 있다는 의사의 진단 받아

48세의 생일을 맞은 일본의 왕세자비(마사코)가 거의 10년 간 심한 우울증으로 고통 받고 있다는 소식이 일본 여성지와 주간지 등에서 경쟁적으로 보도되고 있다. 이 사실을 조선일보가 크게 인용, 보도했다.

왕세자비는 미국 하버드 대학을 졸업한 엘리트로 5개 국어를 구사하는 직업적 외교관이었고 1993년 왕세자와 결혼할 당시만 해도 만인이 부러워할 위치에 있었다. 결혼한 후 외동딸을 낳고는 최상의 행복을 누리고 있었다. 그런 왕세자비가 2000년 초 왕실 병원에서 의사들로부터 '적응장애'를 앓고 있다는 진단을 받고 우울한 생활을 하게 되었다. 그 '적응장애'는 심한 스트레스를 받아 우울증과 불안증세가 나타나는 질병이라고 일본 의학계가 발표하고 있다.

결혼 전 자유롭게 살고 있던 그녀는 결혼 후 궁내의 엄격한

자살 방지 절대 가능

규율로 가득한 왕실생활을 해야 하는데다, 왕위 계승자를 낳지 못하고 있다는 압박감 등에 시달려 온 것이 이 질병의 원인 것으로 알려지고 있다.

이런 증세 때문에 왕세자비는 공무수행을 제대로 하기 어렵다며 지난 11월 시아버지인 일왕이 기관지염 등으로 1주일간 입원했을 때도 병문안을 하지 않자 병세가 더욱 악화된 것이 아닌가 하는 추측이 각 언론지에 경쟁적으로 보도되었다. 그래서 일반 사회에서는 왕세자비 본인을 위해서라도 일반 생활로 복귀시켜야 한다는 서명 운동을 벌이고 있다고도 했다.

오래 전에 왕세자비 마사코가 우울증에 시달리면서 시어머니인 왕후와 남편인 왕세자와의 불화설이 보도되었다. 필자는 이때 마사코의 우울증을 고쳐줄 생각으로 일본 궁내성으로 편지를 보냈다. 10여일 후에 그 편지는 개봉도 하지 않은 채 내게로 되돌아왔다. 일본 궁내성에서는 민간에서 보내오는 서신은 모두 개봉하지 않고 그대로 되돌려줘야 한다는 규정 때문이라는 것이다.

만일 이때 그 편지를 개봉해 보았다면 지금쯤 왕세자비는 우울증 없는 건강한 상태에서 왕족의 일원으로 훌륭한 역할을 하고 있었을 것인데 그렇지 못하니 안타까운 일이다.

알려진 바에 의하면 지금 일본의 궁내성에는 동경대 출신 엘

자살 방지 절대 가능

리트 의사가 3명이나 진을 치고 있다는 것이다. 그러함에도 왕세자비의 우울증을 고치지 못하고 내버려 두고 있으니 의사가 있으나 마나한 상태 하에 있는 것이다.

우울증은 일본뿐 아니라 우리나라도, 미국도, 세계 최상의 의술을 가지고 있다는 독일도 고치지 못하고 있다. 그래서 우울증에 의한 자살자가 하루에 몇천 명에 이르고 있는 것이다. 실제 의학이 최고도로 발달되어 있다고 줄기차게 자랑하면서도 우울증 같은 간단한 질병 하나를 고치지 못하고 있으니 한심한 일이 아닌가?

일본에서는 우울증에 의한 자살자수가 매일 100명 수준을 넘고 있어 초비상이 걸려 있다. 그래서 우울증을 일본의 3대 질병의 하나로 정하여 국책으로 다루고 있다하니 일본의 우울증이 얼마나 심각한 것인지 알 수 있는 일이다. 또 일본은 우울증에 의한 자살을 방지하기 위하여 2006년에 자살 방지법을 제정하여 시행하고 있으나 그 법이 제정된 후에도 자살자수는 하나도 줄지 않고 오히려 늘어만 가고 있다하니 그 법은 무용지물인 셈이다.

우리나라도 자살자가 날이 갈수록 증가되어 현재 OECD국 중 자살률 최고라는 오명을 쓰고 있어 그 불명예의 틀에서 벗어나기 위하여 국회에서 자살예방법을 제정하여 2012년 3월

자살 방지 절대 가능

부터 시행했다. 그러나 그 법의 효용성이 얼마나 도출되어질 지는 모르지만, 지금의 정황으로 볼 때 우리나라도 일본의 경우와 다름없이 법이 있으나 마나한 상태이다. 일본이나 우리나라가 똑같이 우울증의 원인을 스트레스의 집적에 의한 정신과나 신경과 소관으로 알고 자살방지 정책을 추진해 나아가고 있기 때문이다.

우울증은 정신과나 신경과 소관이 아니다. 엄격히 따지면 내과적 질병인 것이다. 내과적 질병을 정신과나 신경과 소관으로 알고 치료하거나 대처해 나아가고 있으니 우울증을 전혀 고치지 못하는 것이다.

우울증 환자가 병을 고치기 위하여 모두 정신과 병원에 찾아가는데 의사들은 치료제로서 신경안정제나 진통제 및 수면제를 복용시킨다. 환자들은 이 약을 복용하면 머리가 몽롱해지고 자꾸 잠만 자게 된다는 하소연이다.

의사들은 스트레스를 없애고 잠만 재우면 치료가 되는 줄 아는 모양이다. 이런 식으로 치료를 하면 호전반응은커녕 오히려 우울증은 점점 악화되어 견디다 못해 결국 자살의 길을 택하게 되는 것이다.

이것은 일본이나 우리나라 그리고 미국이나 중국, 기타 선진국 모두 똑같은 실정이다. 이러니 우울증에 의한 자살자수가 줄지 않고 늘어만 가고 있고 세계 어느 나라도 자살을 막지 못하는 악순환의 길목에서 허둥대고 있는 것이다.

 우울증은 스트레스의 집적도 우울심리의 축적도 아닌 머리의 산소공급 부족에서 오는 질병 즉 내과적 질병인 것이다. 필자는 머리에의 산소 공급 촉진법을 연구 개발하여 20일 내외이면 우울증에서 완전히 해방되는 길을 열어놓고 있다.

 일본의 왕세자비도 이런 식으로 치료를 하면 금방 해결될 것을 폐쇄적이고 고루한 궁내성의 규정에 묶여 있고, 배타적인 현대의술에만 의존하고 있으니 우울증이란 불치의 고통에서 벗어나지 못하고 있다. 참으로 애석한 일이다.

자살 방지 절대 가능

조성민 야구선수의 자살
우울증에 의한 자살인데 세상 사람들은 몰라

유명 야구선수 조성민 씨가 자살했다.

우리나라 자살률이 'OECD국 중 1위'라는 불명예를 안고 있는 이 때, 유명한 야구선수가 자살을 했다는 소식에 국민 전체는 큰 충격을 받았다.

조성민 씨는 야구선수로서의 명망보다 4년 전 그의 부인 최진실 씨의 자살 때문에 더 유명해졌다. 실제 조성민 씨의 자살 소식에 주위에서는 그 유명한 부인을 자살케 만든 장본인이기에 그의 자살에 고운 시선이나 동정심에 금이 간 것이 아닌가 한다. 그러나 최진실 씨와 조성민 씨의 결혼생활과 이혼 그리고 자살까지의 문제를 과학적으로 심층 분석해 보아야 그 정확한 판단을 할 수 있다.

최진실 씨와 조성민 씨는 남부럽지 않은 행복한 결혼생활을 해온 것으로 알려져 왔으나 아이를 둘 낳고부터는 결혼 생활에 파경상태가 닥쳐왔다. 최진실 씨에게 심한 우울증이 발생할 수밖에 없었을 것이다.

우울증이 생기면 여러 가지 비정상적인 행동이 나타나는 것이나 여자에 있어서는 남편에 대한 심한 의부증이 생기게 되어 있다. 밖에서 일을 하고 집에 돌아오면 여자는 남편을 보고 "당신 밖에서 어떤 여자와 재미보고 왔느냐"면서 심한 공격을 퍼붓는 것이 일반적이다. 아무 죄도 없는 남편은 "그런 것 없다"고 진실을 설명해도 이를 믿어주지 않자 밤새 싸움을 건다. 이런 일이 하루 이틀에 그치는 것이 아니고 매일 계속이 되다보니 성인군자가 아닌 이상 남편은 지친 상태가 되어 같이 싸움을 반복하게 된다. 그 우울증이 심해지면 병세는 조울증으로 변하게 된다.

만일 조울증으로 악화되면 부모도 부모같이 안 보이고 집안의 형제자매의 얼굴은 상처투성이의 모습이 되도록 난리를 피운다. 이때 남편의 얼굴도 그대로 남아 있을 수가 없다. 참다 못한 남편은 이때 주먹이 올라간다. 그래서 최진실의 얼굴에는 주먹으로 얻어맞은 상처가 TV방송에 찍혀 나온다. 이런 사정을 모르는 일반인들은 조성민이 최진실을 구타하여 저런 멍든 모습을 만들었구나 하며 혀를 찼다. 이렇게 해서 두 사람은 이혼을 하게 된 것으로 판단하는 것이다. 이혼 후 얼마

자살 방지 절대 가능

안 되어 최진실은 그 우울증을 치료하기 위하여 병원에도 엄청나게 다녔고 치료약도 무수히 복용한 것으로 알려졌다.

그러나 병원에는 우울증을 고치는 치료약이 전혀 없다. 그런데 병원 의사들은 치료약이라고 주는 것이 신경 안정제, 진통제, 수면제 등의 정신과 치료약을 먹인다. 실제 우울증 환자가 이런 약을 계속 복용하면 우울증은 점점 더 악화되는 것이다. 최진실은 이렇게 해서 자살을 하게 된 것으로 본다.

조성민의 자살도 우울증에 의한 자살인데 세상 사람들은 그의 자살의 원인을 잘 모른다. 모르면서 아는 체하고 있으니 우리나라가 OECD국 중 자살률 제1위라는 오명을 쓰고 있는 것이다.

어찌했던 유명 젊은이들이 그 존귀한 생명을 끊고 생을 마감한다는 것은 본인은 말할 것도 없거니와 건전 사회를 이룩해 나가겠다는 일반 국민들로서는 심각한 불행의 씨앗을 안고 있는 것이다.

외국에서는 우리의 이런 상황을 보고 자살공화국이란 이름을 붙여주고 있는 것이다. 일반 국민들 뿐 아니라 대통령, 대법원장, 대학교수, 고급공무원, 학생, 유명 기업인, 유명 연예인, 가정주부, 회사원 등 수없이 자살을 하고 있으니 자살공화국이란 부끄러운 꼬리표가 붙게 된 것이다.

자살 방지 절대 가능

사정이 이렇고 보니 2011년 3월 국회에서는 '자살방지 및 생명 존중 문화조성을 위한 법률'을 제정하여 정부로 이송했다. 마땅히 정부가 제정하여야 할 일인데 정부가 하지 않으니 국회가 나서서 이 법을 제정한 것이다.

이 법이 제정 공포되었으니 이제 우리나라는 자살자 없는 행복 국가가 될 것이라고 기대했다. 그러나 이 법이 제정 공포된 이후에는 오히려 자살자 수가 더 많아졌으니 이상하지 않은가. 하지만, 이상할 것 없다. 보건복지부가 자살의 원인인 우울증을 정신과 소관으로 알고 추진하고 있으니 절대로 그 실효를 거둘 수 없게 되어 있다.

우울증은 정신과나 신경과 소관이 아니라고 보는데 머리의 산소 공급 부족에 의한 질병 즉 내과적 증상이라는 사실을 누누이 밝혀 왔고 그것을 청와대와 보건복지부에 여러 차례 건의를 하였으나 모두 마이동풍이었다.

이래서 우리나라 자살자 수가 세계 제일이란 오명을 쓰고 있는 것이다. 이러할진대 국회가 애써 만들어 보낸 자살방지법은 아무 쓸모없는 법이 되어 곧 쓰레기통에 들어가게 될 운명이 되어 있는 것이다.

앞으로도 우리의 보건복지부가 우울증을 의학계나 정신과계통의 학자들의 말만 믿고 정신과나 신경과 소관의 질병으로

자살 방지 절대 가능

알고 대처해 나간다면 2014년 정부가 마련 추진한 '자살예방 5개년 계획'은 실패의 결과가 재연될 것이다. 또 제2, 제3의 조성민과 최진실의 결과가 되풀이될 것은 명약관화한 일이다.

찰스 다윈의 우울증
평생 우울증에 두통 복통 구역질 등 질병에 시달려

찰스 다윈은 그의 명저 '종의 기원(種의 起源)'으로 지워지지 않을 굳건한 진화론자로서 역사적인 박물학자로 남아 있다.

그런데 그 유명한 역사적 진화론자가 평생 심한 우울증으로 고생하였다는 사실을 아는 이는 거의 없다. 나도 전혀 알지 못하고 있다가 최근 그분에 관한 2권의 책을 접하고 다윈은 평생 우울증뿐만이 아니라 두통, 복통, 구역질, 어지럼증 등 여러 가지 질병에 시달렸다는 기록이 남아 있다는 사실을 알고 깜짝 놀랐다.

그런 질병에 걸려 있었음에도 '종의 기원'이라는 명저를 발간하여 철석같이 정립되어 온 창조론을 뒤집어 놓았으니 얼마나 놀랄 일인가?

성경에서는 지구상의 모든 동식물과 자연 만물은 창조주의 창조물임을 명시해 왔으나 찰스 다윈은 그 창조론을 부인하고

자살 방지 절대 가능

시원적인 미세 세포가 탄생하여 그것이 오랜 세월 점진적으로 진화되어 오늘의 동식물로 형성 존재하고 있다는 진화론을 창시했다.

일반 생물학계에서는 진화론 쪽으로 무게가 실려 창조론을 그 생명의 기본으로 확정되어온 기독교계에까지 침투하여 강한 압박을 가하게 되자 창조론의 중심이 되어 온 가톨릭마저 진화론에 굴복하여 찬성 쪽으로 신앙의 원리를 변절시켜 놓은 상황이 된 것이다.

이런 면에서 보면 가톨릭교는 성경의 창조론을 완전히 폐기한 모양새가 되어 신앙계의 일대 혼란을 자초하고 있는 것이 아닌가 한다.

나도 한때 찰스 다윈의 학설에 끌려오기도 하였으나 그의 '종의 기원'을 탐독 그의 박물학의 원리에 의심이 가게 된 것이다.

'종의 기원'을 읽어보고는 지금 진화론을 신봉 주장하고 있는 생물학계의 이론과는 전혀 다른 식견을 얻게 되었다. 즉 '종의 기원'론은 진화론이 아니고 철저한 적자생존(適者生存)론이었음을 확인하고 진화론자들의 생각에 완전 회의적인 생각을 하게 된 것이다.

진화론자들의 주장에 의하면 인간의 조상은 원숭이라는 사실을 크게 부각시키고 있으나 찰스 다윈의 "종의 기원"에서는 그런 말 한마디도 하지 않았다.

그런 면에서 본다면 진화론자들의 주장은 과학의 탈을 쓴 비과학적인 억지 주장임을 알게 되었다. 이런 사실을 심층 분석하지 않고 진화론에 손을 들어준 가톨릭의 종교관에 절망적인 인식을 하게 되었다.

실제 다윈의 '종의 기원'은 그가 23세의 학생시절 영국의 탐사선 비글호에 타고 5년간 남미의 해안 지역에 가서 자연 동식물의 실태를 관찰하고 온 식견을 가지고 20년 후에 글을 쓴 것이다.

다윈의 전기를 쓴 두 분은 미국의 'Scott Stossel'과 영국의 Blian Diton인바 그분들의 저서를 읽어보면 당시 다윈은 23세의 젊은 신학생으로서 식물학이나 동물학과는 전혀 인연이 없는 신출내기 학생 신분이었다. 게다가 그는 비글호에 타고 출발하기 전부터 심한 우울증 환자였음은 두 분의 공통된 기록으로 알게 되었다. 당시 우울증 환자였기에 다윈 자신은 비글호에 승선 여행을 극히 망설였으나 그의 은사의 강한 권유로 탐사선에 타고 남미 여행을 결심하였다고 한다.

그때 막 배우려는 학생의 신분으로서, 게다가 심한 우울증의 상태 하에서 동식물의 현황과 변천과정을 실사하였다면 그 수

자살 방지 절대 가능

준과 가능성은 어느 정도였는지는 짐작하고도 남는다.

다윈은 5년간 남미 해안가의 동식물에 관하여 공부하고 돌아온 후에도 우울증은 가시지 않고 30세 되던 해에 자기 사촌 여동생과 결혼을 한 후에도 계속 우울증으로 시달리고 있었다는 사실이다. 부인이 된 사촌 여동생은 남편 다윈의 질병을 고쳐주기 위하여 혼신의 노력을 다했으나 당시의 의학으로는 다윈의 질병의 원인조차도 몰라 속수무책이었다는 기록이다.

그런 심각한 건강상태를 가지고 '종의 기원'에 관한 거창한 책자의 집필을 하였다 하니 책의 내용이 온전하다고 하기에는 구멍 뚫린 풍선 같은 이론으로 느껴지는 것이다.

한편 '종의 기원'은 그의 나이 50세 되던 해에 발간되었다 하니 비글호에서 돌아온 지 20년 뒤였다. 그러니까 비글호에 타고 여행했던 당시의 학생 신분으로 확인한 내용은 이미 곰팡이가 슬 정도의 희미하고 어설픈 기록이었다. 결국 그 학생 수준으로 익혀온 사실만을 가지고 그 거창한 명저를 남길 수 있었다는 것은 과도한 추론이었음을 짐작케 한다.

비글호에서 돌아 온 후 20년간 여러 가지 책을 탐독하여 그것들에서 많은 지료와 식견을 모아 종합한 작품임은 설명의 여지가 없는 것인데, 어찌했던 그 심한 우울증 환자가 그런

책을 써 냈다는 것은 도저히 이해가 가지 않는 일이다.

다윈의 우울증과 기타 심한 불치병으로 보아 과거의 일은 몽땅 기억에서 사라졌을 일이고 창의력도 전혀 생출될 수 없었을 것인데 참으로 이상한 일이다.

아마도 누가(아들 진화론자) 대필하였을 것이라는 생각도 강하게 일고 있는 것이다.

어찌했던 찰스 다윈은 심한 우울증과 여러 가지 불치병환자였음을 상기해 볼 때 그런 건강상태 하에서 저작한 서적이 올바른 가치가 있다고 판단하기에는 어설픈 면이 있어 한마디 했다.

공포의 '자살병'
유서 없는 자살 원인은 우울증

세계적으로 자살자가 급증하고 있어 각 나라마다 그 원인 규명과 자살방지대책 찾기에 초비상이 걸려있다. 미국만 해도 연간 6만여 명이, 그리고 중국이 29만 명, 일본이 3만여 명, 우리나라는 1만여 명이 원인 모르는 자살을 하고 있다는 것이 언론의 보도이다. 때문에 미국에서는 부시 대통령까지 나서서 자살과의 전쟁을 선포해 놓고 있다.

이렇게 각국마다 자살자가 증가일로에 있기에 세계보건기구(WHO)가 나서서 그 실태를 조사해보니 선진국일수록 또 부자국가일수록 자살률이 높다는 것이나 그 원인에 대하여는 전혀 밝혀내지 못하고 있다. 그래서 의학자, 심리학자, 사회학자, 철학자, 종교계 등의 연구결과를 분석하고 그 정확한 원인 규명에 나서고 있다는 것이다.

현재까지 밝혀지고 있는 자살의 원인 설명을 보면 신경정신

자살 방지 절대 가능

과 의사와 사회학자, 심리학자, 경제전문가, 종교계가 서로 제각각 다른 원인론을 내놓고 있다. 어느 신경 정신과 의사는 자살은 희망이 없는 우리 사회의 병리현상이라 했고, 어떤 사회학자는 사회가 전반적으로 굉장히 힘들어 가는 복잡다단한 시대가 되고 있기 때문이라 했다. 어떤 심리학자는 고통이 있을 때 사회에서 대화를 나누어 줄 사람이 없다는 것이 그 이유라 했고, 또 어떤 사회분석학자는 경제 불황이 닥쳐오면 은행장들의 자살률이 높았던 것으로 보아 스트레스가 자살의 원인이 된다고 규정하고 있다. 그 외에 생계형 자살이 증가하고 있는 것으로 보아 빈부 격차로 상대적 빈곤감에 좌절한 나머지 자살이 증가하는 것임으로 경제적 어려움이 자살을 유발한다고도 하였다. 또 어떤 종교가는 종교계의 불감증이 심화되어 빛이 없는 흑암의 권세가 생명을 유린하며 성도의 타락과 교회의 부패를 지목하고 있다.

한편 북경대학의 저명한 사회학 교수는 급속한 사회변화 속에 기존 생활양식이 무너지고 가치관 혼돈으로 삶의 의미를 잃어가고 있으며, 중국은 심리학 연구자가 극히 적어 자살방지를 위한 사회 안전시스템의 구축이 되지 않고 있기 때문에 15~34세의 젊은 층이 가장 높은 자살률을 시현하고 있다고 했다.

한국의 의학계에서 밝힌 자살의 원인을 보면 생활고를 비관한 경우가 대단히 많다. 직장생활에서 상사의 구타, 집단 따돌림에 못 견뎌 자살하는 경우, 학생은 학교 성적이 떨어져가는 것이 주요 요인이 되고 있다. 직업별 자살 경향을 보면 의사, 법관, 음악가, 연예인 등의 자살률이 높다는 통계가 있다. 또 어떤 정신 분석가는 실연, 복잡하고 괴로운 가정, 경제적 빈곤이나 파산, 부부관계, 자신의 능력 부족에 대한 절망감, 알콜 중독증, 정신분열증, 타인에 대한 적개심과 복수심 등의 발생이 자살의 원인이라 하고 있다.

그러나 문제되고 있는 자살의 실제는 학자나 원인 분석가들이 밝혀 놓은 원인 설명이 전혀 맞지 않는 것이다. 그런 원인 설명을 가지고는 지금 세계 각국이 문제시 하고 있는 자살병 방지에는 아무런 효과를 거두지 못한다. 그런 원인론을 근거하여 자살 방지대책을 추진하겠다면 모두가 헛바퀴 돌리는 결과 밖에 안 된다.

원인 모르는 자살은 뇌의 혈류장애 즉 산소 부족증이 원인이 되고 있는 것이고 이것이 자살병을 유발하는 제일요소가 되어 있는 것이다. 그러니까 머리에 산소 공급을 촉진 시켜주면 자살심리가 급속히 사라져 자살병은 단시일 내에 치유되는 것이다. 따라서 사회심리학적, 정제학적, 종교적 갈등설 등은 말할

자살 방지 절대 가능

것도 없거니와 부시의 자살병과의 전쟁선포도 실제는 강아지 나팔 부는 격에 불과한 것이다.

 필자는 이 자살병에 걸려 있는 환자들을 산소 공급촉진법으로 많이 치유케 한 일이 있다. 그런 체험과 이론이 축적되어 있기에 이런 자신 있는 설명이 가능해진 것이다.

 머리의 산소공급부족이 자살병의 원인이라 발표하고 보니 어떤 의사는 치료실에 산소통을 설치하고 산소마스크를 착용케 하는 경우도 있었다. 또는 높은 산에 올라가 맑은 공기를 마시는 치료법을 권유하는 의사도 있었으나 이런 방법으로 자살병은 전혀 해결되지 않는다.

자살 방지 절대 가능

노인 자살률도 세계 최고
선진국도 원인 모르는 자살 때문에 심각

KBS를 비롯한 주요 언론매체에 우리나라 노인 자살률이 OECD 국가 중 최고라는 보도가 있었다. OECD라면 세계 선진국과 그 수준에 도달한 나라들이 가입한 국제기구인데 그런 나라 중 우리나라 자살률이 가장 많다는 것은 대단히 놀랍고 부끄러운 일이다. 어느 면에서 보면 우리나라의 노인에 대한 복지정책이 가장 낙후된 것이거나 노인학대국으로 오인될 우려가 있기 때문이다.

의학계와 언론 및 사회단체에서 밝히고 있는 자살 이유를 보면 다음과 같다.

① 경제적 어려움.
② 오래 살아가는 재미 가 없고,
③ 몸이 아프고,

④ 소외감의 누적.

⑤ 주위 사람들과의 대화 부족.

⑥ 고민의 축적.

⑦ 자손들의 무관심.

⑧ 사회적인 냉대 등

이런 이유를 사회적인 통념으로 판단해 본다면 OECD에 가입되어 있는 나라치고는 부끄럽기 그지없는 일이다. 보통 상식으로 판단할 때는 위에서 열거한 자살 원인은 모두가 그럴듯하게 느껴지기에 이는 마치 비문명국의 현상으로 인식되기도 쉬운 것이다.

그러나 실제의 자살은 앞에서 적시된 내용이 진정한 원인이 되지 않는 것이다. 물론 개중에는 그런 문제로 자살하는 노인도 있겠지만, 대부분은 그렇지 않은 것이 사실이다. 그러니까 앞서 열거한 내용들은 피상적인 생각일 뿐이다. 지금 자살자가 많다는 것은 정확한 자살 원인과 대처방안을 모르고 있기 때문이다.

이것은 우리나라뿐 아니라 미국이나 일본, 유럽 등 선진국도 마찬가지이다. 그래서 이들 선진국에서도 원인을 모르는 자살 때문에 심각한 상태에 있는 것이다.

우리도 자살자의 증가로 우울한 사회 분위기 속에서 국가적인 뾰족한 대처방안이 없이 일부 민간에서 자살협회나 자살예방 운동본부가 생겼지만, 소리만 요란하고 간판만 크게 달려 있지 실속은 전혀 없는 것이다. 따라서 이런 단체에서 추진하고 있는 자살방지대책은 헛바퀴만 돌리는 결과 밖에 없다.

외신에 의하면 지금 미국의 일부 지역에서는 투신자살이 자주 일어나는 어느 강가에 자살자의 키보다 높은 철제 담장을 설치하고 보니 자살자가 3분의 1로 줄었다며 이것이 곧 자살방지대책에 큰 성과를 거두는 묘안이라는 자랑이다. 그러나 실제 자살자는 그곳을 버리고 딴 곳으로 이동하여 자살하고 있다는 사실을 전혀 고려하지 않고 있는 것이다. 참으로 어리석고 유치한 대책이다.

자살을 방지하려면 자살에 관한 정확한 원인을 알아내야 한다. 정확한 원인을 알지 못한 채 자살을 방지하겠다는 발상은 발바닥으로 박수치는 꼴과 다를 바 없다. 즉 우리 주변에 나돌고 있는 자살방지대책은 하드웨어(Hardware)만 있지 소프트웨어(Software)가 없는 실상이다.

최근 일부 의사들은 자살의 원인이 되는 우울증을 조기에 발견하면 80%는 예방과 치료가 된다고 발표하고 있으나 실제 우울증의 원인도 밝혀내지 못하고 있는 상태인데 이런 말을

자살 방지 절대 가능

곧이들을까?

 병원마다 그런 의료 장비로 우울증의 원인을 찾아내지 못하고 있는데 어떻게 정확한 진단과 치료를 한다는 것인지 알 수 없는 일이다. 우울증 환자들은 강박관념, 가슴이 답답하고, 쪼이고, 아프고, 불안하고, 긴장, 초조감에 의욕상실, 대인 공포증, 기억력 감퇴 등 고통이 심한데, 진단에서는 아무 이상이 없다하니 환자들은 죽을 맛이라 하고 있다.

 자살을 유발하는 우울증은 머리에 혈류장애를 받아 산소 공급부족으로 일어나는 질병이다. 따라서 혈액이 두뇌로 순환되는 통로인 경동맥을 치료 하여 산소 공급이 촉진되도록 하면 우울증은 쉽게 고쳐지게 된다. 그러니 우울증이 없어지면 자살심리도 완전히 사라지게 되는 것이다. 이 신기하고 간단한 원리를 모르고 세계 각국은 자살문제로 심각한 고민 속에 빠져있고 미국은 대통령이 직접 나서서 자살과의 전쟁을 선포까지 했다.

 필자는 이 간단한 산소 공급촉진 치료법으로 두뇌 기능 활성화를 위한 보조 기구를 만들어 보라는 친구의 말을 듣고 그대로 제작하여 시험해보니 즉각 효과가 나타남을 알게 되었다. 앞으로 이 기구를 활용한다면 자살 방지에 큰 성과가 있을 것으로 기대가 된다. 지혜를 주신 하나님께 감사를 드린다.

자살 방치론자들의 거짓말
정확히 모르면서 아는 체하면 그 사회는 파멸

우리나라 자살률이 세계 최고란다.

희망이 없고 절망적인 사회이기 때문이란다.

여기에

경제적인 불안감 스트레스 심리론이 가세를 한다.

이래서

자살은 정신적, 신경성 질병이라 명명을 한다.

거짓말도 이만하면 세계최고 수준이다.

의학계의 전문가도 사회정신과 교수들도 한 목소리라

거짓말도 계속하여 반복하면 진실이 되고 전문가 되니

자살의 원인인 우울증을 정신과 소관이라 모두 믿는다.

우울증의 진정한 원인은 경동맥 소체의 기능저하에 있고

자살 방지 절대 가능

경동맥 소체의 기능이 저하되면 두뇌에의 혈류장애가 생긴다.

혈류장애는 두뇌에의 산소공급 부족증이 발생하며

두뇌에의 산소공급 부족은 시상하부와 뇌하수체 등 뇌세포가

경직이 되고, 뇌세포가 경직되면 기억력상실 불안초조 공황장

애 현상이 된다.

 사회학자와 자살방지 전문가연하는 사람들이 기세를 올리며

자살률 세계 최고의 오명에 힘을 실어 자살을 부추긴다.

 모르면서 아는 체 하며 흔들어 대면 그 사회는 파멸이 온다.

무식한 거짓말로 고통받는 우울증 환자들의 생명을 끊지 말며

머리에 산소공급 촉진을 하여 자살률 세계최고의 오명을 씻

자.

자살 방지 절대 가능

막을 수 있었던 최진실의 자살
우울증 치료되었다면 자살 동기는 제거됐을 것

국민의 배우라는 최진실이 자살을 했다.
그녀는 왜 자살을 했을까?
능숙한 연기와 미모와 많은 재산에
남부럽지 않은 최고의 인기 인생을 살아 왔는데
영문도 모르게 어느 날 새벽 자살을 했다.

그녀의 자살 소식은 방송의 전파를 타고
그녀를 사랑해 온 팬들의 귓전을 강타했다.
왜 자살을 했을까?
아무도 믿어지지 않을 충격이 세상을 놀라게 했고
만인의 사랑을 받아 온 그녀는 영영 세상을 떠났다.

그러나 그녀의 자살은 완전히 막을 수 있었다.

자살 방지 절대 가능

자살의 원인이 우울증이었다니 그런 것이다.
우울증 치료만 되었다면 자살의 동기는 제거됐을 일
누구나 우울증이 생기면 자살 심리가 발동되는 법
그런데 현대의학은 우울증을 고치지 못 한다.

정신과 의사들은 잠만 재우면 치료되는 줄 안다.
신경 약만 장기 복용하면 우울증은 악화만 된다.

질병을 고치자면 원인을 알아야 하듯
우울증의 원인도 확실히 알아야 하나.
세상에 나와 있는 우울증의 원인은 모두 엉터리
엉터리이니 우울증을 제대로 고치지 못하고
이 병으로 고생을 하다가 목숨을 끊는다.

우울증과 자살에 관한 정부의 대책
형식적 대책은 그림의 떡

우리나라 자살수가 OECD국 중 연속 제1위라는 사실 때문에 정부가 자살의 심각성을 깨닫고 대대적으로 자살방지 대책을 내걸고 자살의 원인인 우울증의 방지를 관심 있게 추진한다고 보도했다. (2018. 2. 5. 조선일보) 그러면서 우울증과 자살에 관한 전문 교수들에게 자문한 내용을 함께 실었다.

* 신경정신 의학 학회의 발표에 의하면 직장인 1000명을 대상으로 조사한 결과 74명이 우울증 진단을 받았다.
* 직장에서 직원이 우울함을 느낀다고 말하면 상사들은 정신 상태가 약해서 그렇다고 야단맞는다고 하였다.
* 우울증에 걸리면 의욕이 떨어지고 집중력이 저하돼 자꾸 실수를 하는데 이때도 실력이 없다고 비난한다.
* 이런 사정이라 우울증 환자는 자신의 마음을 표현하기 어

자살 방지 절대 가능

려워 우울증을 숨기고 싶어 한다.

* 우울증이 있다면 직장에서 처벌받을까 걱정되어 숨긴다.

위에서 보면 모두 그럴듯한 설명이지만, 전부가 우울증을 정신과 질병으로 알고 조치하겠다 하니 우울증이나 자살을 막지 못하는 가장 중요한 원인으로 작용하게 된다.

우리의 뇌는 이상과 현실을 구별하지 못한다. 특히 우울증은 일시적인 증상이라 생각해 대수롭지 않게 여기는 경우가 많다. 그러나 우울증은 방치하면 증상이 악화될 뿐만 아니라 자칫 극단적인 선택으로 이어질 위험이 있다.

정부가 아무리 적극적인 대책을 세워도 이런 식을 믿고 추진한다면 그림의 떡이 될 뿐이다. 우리나라가 자살자 없는 행복국가가 되려면 이런 엉터리 자살론을 철저히 견제해야 한다.

우리는 모두 건강무식꾼
엉터리 건강론 활개치고 불치병이 세상 주름 잡아

이런 소리 하면 모두 펄쩍 뛴다.
신문 잡지 TV 등 무수히 쏟아져 나오는 건강론이
뇌리에 꼭꼭 박혀 건강상식이 차고 넘치는데
무슨 뚱딴지같은 헛소리냐며 무수한 화살을 쏘아댄다.

건강론이 그리 많고 건강상식이 득실거리는 현상인데
왜 불치병 환자 그리 많이 만들어 국민들을 울리고 있나
이치도 모르면서 멋대로 꾸며대는 건강론 홍수시대라서

엉터리 건강론이 세상을 주름잡고 무대를 넓혀가고 있으나
국민들은 엉터리인줄 모르고 전폭 믿고 딸려가기에
엉터리 건강론은 활개치고 불치병 세상을 주름 잡는다.

건강은 인생 최고의 자산이며 건강 잃으면 천하를 잃는다 하
면서도
건강학을 한 시간도 가르치지 않고 모두를 건강 무식꾼 만들
어
엉터리 건강론에 빠져 건강을 잃게 하는 불행을 만들고 있다.

건강은 인격, 지력, 활력, 정력, 부력, 행복의 원천인데
모두가 엉터리 건강론에 속아 진정한 건강을 잃고 있으면서
진정한 건강론을 선물하여도 이를 믿지 않고 무식을 고집한
다.

우리 주변에 두통, 편두통, 어지럼증, 파킨슨씨병, 치매, 우울
증, 목디스크, 허리디스크, 퇴행성 관절염, 좌골신경통, 어깨통
증, 통풍, 기관지염, 만성기침, 천식, 비염, 축농증, 아토피, 고
혈압, 당뇨 등 불치병이 산더미같이 많은데도 현대의학상 해
결 불가능이다.
그러나 BK자연요법이면 이런 불치병들은 병도 아니다.

모든 불치병이 교과서대로 나타나지 않아 안 고쳐진다는 변명
이며

병원에서 못 고치는 질병이 많으니 엉터리 건강론과 돌팔이 건강론이 득세를 한다.

이런 질병만 고쳐진다면 우리 의학계는 황금어장을 이룰 수 있는데

그 귀한 황금어장을 몽땅 놓쳐 불치병 천지를 만들고 있다.

진정 애석한 일이다. 자살률 세계최고라는 오명도 씻을 수 있는데…….

우리는 엉터리 건강론에 속아 건강무식꾼이 되지 말고

진정한 건강론자 되어 불치병 없는 세상 만들기에 신명을 바치자.

제3부

자살의 원인은 우울증이다

세계 최초로 공개하는 '두뇌 산소공급촉진 치료법'

– BK 마사지법으로 완전 해결

윤 일병 사건과 엉터리 대책
자살하는 병사들은 모두 우울증 환자

　최근 육군 제22사단에서 벌어진 윤 일병 구타 사망 사건으로 언론계, 정치권, 군 내부, 정부 수뇌, 학계 등이 총동원되어 성토하는 사태가 번져 사회가 대단히 시끄럽고 혼란스럽다.

　세월호 여객선 침몰 사건으로 온 나라가 비틀거리는 참담한 현실에서, 설상가상으로 윤 일병 사건까지 겹쳐 대한민국 땅덩어리가 온통 침몰해 가는 느낌이다. 하루하루가 불안할 뿐만 아니라 이 땅에서 살아가기가 창피할 정도가 되어 버렸다.

　이처럼 나라 안이 어수선한데도, 정치권에서는 국민의 불안감을 진정시키기 위해 발 벗고 나서야 할 판에, 일부 정치권에서는 좋은 성토 자료가 생겼다는 듯이 국민의 불안감을 더욱 부추기고 있어 한심하기 이를 데 없다.

　이런 사건은 절대로 일어나서는 안 될 일이지만, 어차피 생

자살 방지 절대 가능

긴 일이니 뜻있는 분들은 이 사태를 신속하고 명료하게 진정시켜 앞으로는 이런 불행한 일들이 다시는 일어나지 않도록 정성과 지혜를 모아 나가야 할 것이다.

사실상 윤 일병 사건은 군 내부의 극히 일부 부서에서 일어난 사건이라 군 자체에서 엄격하고 완벽하게 처리하면 될 일이었다. 그런데 이 사건을 두고 각계각층 모두가 애국자인 양 일어서서 온 나라를 뒤틀리게 하는 느낌이라 대단히 유감스럽다.

그런데 그처럼 앞장서서 깃발을 흔들고 있는 이들의 실상을 살펴보면, 온전한 대책을 내놓고 떠드는 사람은 하나도 없다. 모두가 막연한 주장이고 엉터리 일색이다. 그렇게 마구잡이로 떠들어서라도 문제가 해결된다면야 할 말은 없겠으나, 그런 엉터리 해법을 적용하여 눈 가리고 아웅 식으로 대처해 나간다면, 윤 일병 사망 같은 사건은 계속 이어질 수밖에 없다. 사안이 이처럼 중한데도, 왜곡된 주장을 펼치며 애국자연하는 사람은 오히려 반애국적인 행위를 하고 있음을 깨달아야 한다.

윤 일병을 구타하여 사망에 이르게 한 행위는 마땅히 단죄를 받아야 할 큰 잘못이지만, 그런 사태에까지 이르게 된 배경과 연유를 심층 분석하지 않으면 안 된다.

자살 방지 절대 가능

그 동안 언론에 보도된 내용을 보면, 윤 일병은 원래 선량한 군인이었고, 군 생활을 통해 좋은 인생 체험을 하여 제대 후 멋진 삶을 살겠다는 각오를 단단히 하였다고 한다. 그런 그가 왜 선임병한테 두들겨 맞고 동료들로부터 따돌림을 당하며 괴로움을 겪어왔을까?

군대에 갔다 온 사람이라면, 군 생활에서 규율과 규칙을 어기거나 상관의 명령에 불복종하면 벌을 받는다는 사실을 모르는 사람은 없다. 거기에 반항을 하면 더욱 심한 제재를 받게 된다. 윤 일병은 바로 그 대표적인 명령 불복종 행동을 하였다고 한다.

그렇다면 그 착한 윤 일병은 왜 갑자기 명령 불복종이라는 군기 문란 행위를 하게 되었을까? 그 원인을 알아내지 않으면 안 된다. 그 원인을 도외시하고 대책을 세워 나간다면, 무면허 의사가 환자의 환부를 수술하는 격의 참담한 결과를 초래할 수밖에 없다.

자, 그렇다면 그 착하디착한 윤 일병은 어찌하여 갑자기 군기 문란, 명령 불복종 군인이 되었을까? 한 마디로 그는 우울증 환자였던 것이다.

입대 전에 우울증 치료를 받았다는 가족들의 이야기로 미루어, 군 생활 중에 그의 우울증이 다시 도진 것으로 보인다.

자살 방지 절대 가능

군 신체검사에서 'A급 관심병사'로 분류되어 나온 것만 보아도, 그는 우울증 환자였음이 확실해 보인다.

누구든지 우울증에 걸리면 정신 불안, 동료들과의 불화, 남의 말 듣지 않기, 고독 생활화, 의욕 상실, 과도한 불만, 만사 귀찮기 등의 상태에 빠지기 마련이다.

군대 생활에서 이런 증상이 나타난다면 군기 문란, 명령 불복종 상태가 되는 것은 확실하다. 그러나 군의관들은 이런 증상이 우울증인 것을 전혀 모른다. 이처럼 원인과 심각성을 모르니까 우울증 환자들을 A급·B급·C급 관심 병사로 분류해 놓고 바라만 보고 있는 것이다.

군에서 자살하는 병사들은 모두 우울증 환자들이라 봐도 될 것이다. 이러한 실상을 모르고, "군의 기강과 규율이 너무 엄격한데다 폭력과 왕따 등 인권 침해를 참지 못해서 자살한다"고 판단하여 병영 생활을 민주화시키라고 정치권과 학계와 일반 사회에서는 주장하고 있다.

그러면서 윤 일병과 같은 치사 사건과 자살 사건이 발생할 때마다 지휘 계통을 문책하고 관련자는 자진 사퇴하라며 목소리를 높이고 있는 것이다. 실제로 윤 일병 사건의 경우도 육군 참모총장이 책임을 지고 사퇴했으며, 당시 국방부 장관이었던 김관진 청와대 안보실장도 책임지고 물러나라고 정치권

자살 방지 절대 가능

과 언론에서 강하게 압박하였다. 사실상 참모총장이 사퇴할 이유가 전혀 없는데도 물러났다. 또 일부 정치권에서는 대통령까지 대국민 사과를 하라고 고함을 지르고 있다. 그러나 실제로 물러나야 할 사람은 엉터리 소리를 지르고 있는 정치꾼들이다.

미국에서는 군대 내 자살자 수가 우리의 3배에 이른다는 보도가 있음에도 국방부 장관이나 참모총장더러 물러가라는 소리가 전혀 없고, 대통령이 사과하라는 소리도 없다. 우리만이 정치 후진국답게 무식한 소리를 드높이고 있는 것이다.

나는 여러 차례 국방부에 "군인들의 자살은 머리에 산소가 부족해서 오는 우울증이 원인이니 두뇌 산소 공급 촉진법이라는 간단한 방법으로 우울증을 치료하기 바란다"는 건의를 한 바 있다. 그러나 국방부에서는 그 때마다 "좋은 건의를 해 주어서 감사하다"는 답변만 하고는 전혀 실행에 옮기지 않았다. 그 결과 오늘날의 윤 일병 치사 사건 같은 후유증으로 곤욕을 치르고 있는 것이다.

다시 말하거니와, 우울증은 우리가 일반적으로 알고 있는 정신과 질병이 아니고, 두뇌에 대한 산소 공급 부족에서 오는 내과적 질병이다. 이 간단한 원리를 모르고 엉뚱하게 대처해 나간다면, 지금 군에서 추진하고 있는 '민·관·군 병영문화 혁

자살 방지 절대 가능

신위원회'를 100개 만들어도 아무 소용이 없음을 알아야 한
다.

 윤 일병 사건과 같은 참담한 일이 다시는 일어나지 않기를
바라는 마음에서 진솔한 한 마디를 남겨본다.

자살 방지 절대 가능

왜 또 군인들의 자살인가?
군 내부에서 일어나는 자살 원인 모르고 있다

전방 사단 일선 경비 초소에서 발생한 총기 난사사건으로 국방부를 비롯한 산하 모든 부대에 일대 비상이 걸렸고, 일반 사회에서도 군 내부의 군기 문제를 걱정하는 목소리가 요란해졌다.

그 소란 속에 동부 전선과 중부 전선에서 각각 1명씩 군인 2명이 또 자살을 했다는 보도가 나왔다. 그러니 국방부에서는 초상집에 불난 격으로 초긴장 속에서 진화에 야단법석이 일어났을 것으로 판단된다.

이런 총기 난사 사건이나 자살 사건이 일어날 때마다 군기 문란, 병사들에 대한 가혹 행위 등이 도마에 올라 군 내부의 지휘 체계에 책임을 물어 대대적인 인사 태풍이 일어난 것으로도 알려져 왔다.

얼마 전에 서부 해병대 사령부 관할 부대에서 총기 난사 사건과 연이은 자살 사건이 발생하자, 당시 이명박 대통령은 해병대 내부의 군기 문란을 문제 삼아 크게 진노하면서 다음과 같은 불호령을 내렸다.

▷ 사건의 원인 조사를 철저히 해서 책임을 확실히 물어라.
▷ 지휘·감독관들의 관리 감독에 문제가 드러날 경우 지위 고하를 막론하고 문책하라.
▷ 병영 문화를 획기적으로 바꾸는 과제를 더 집중적으로 연구하라.
▷ 이 문제의 해결을 적당히 하고 넘어가면 되풀이될 수 있는 만큼 반드시 변화가 오도록 하라.
▷ 신세대 장병들이 물리적 구타나 고통은 참을 수 있지만, 정신적 모욕감을 참지 못하니 종합적인 조사와 조치를 취하라.

일견 대단히 합리적이고 적의 적절한 지시로서 국민들로부터 대단한 환영을 받을 일이었다. 그러나 나는 이때 대통령의 특별 지시는 빗나간 것이라고 비판한 일이 있다.

왜 그런가?

대통령은 현재 군 내부에서 일어나는 자살의 원인을 전혀 모

자살 방지 절대 가능

르고 있기 때문이다. 작금에 발생되고 있는 자살은 거의 우울증 때문이다. 그 자살의 원인은 군인이 되었든 일반인이 되었든 똑같은 사정이다. 따라서 군 내부에서 일어나는 자살 역시 우울증의 산물인 것이다. 그러므로 우울증의 원인 규명과 함께 그 실상을 알지 못하면 절대로 자살을 막지 못하게 된다.

군인들의 우울증 발생은 부대 지휘관들의 책임이 아니다. 군 지휘관들은 우울증이 왜 생기는지 전혀 모른다. 그 우울증을 진단하고 치료하는 것은 군의관들의 몫이요 책임이다. 물론 부대의 군의관들은 지휘관 아래 소속되어 있다.

이런 면에서 군의관들의 잘못도 넓은 뜻에서는 지휘관들의 책임이라고 생각할 수도 있으나, 과학적인 관점에서 확실한 설명을 하자면 우울증을 밝혀 내지 못하고 있는 책임은 전적으로 군의관들의 몫이라고 하겠다.

즉, 군의관들의 무능을 지휘관들의 책임으로 돌린다는 것은 마치 세월호의 침몰이나 유병언의 죽음을 전적으로 대통령에게 돌리는 것과 다를 바가 없다.

따라서 군 내부의 자살 문제에 대한 책임을 해당 지휘관들에게 돌린다는 것은 크게 잘못된 일이다.

우울증의 원인은 뇌로 흐르는 혈류의 장애에 의한 산소 공급 부족에 기인하므로, 뇌로 가는 산소 공급을 촉진해 주면 우울

자살 방지 절대 가능

증은 정확하고 간단하게 치료될 수 있어 결과적으로 자살을 예방할 수 있다.

필자는 이런 내용을 담은 건의서를 국방부 장관에게 몇 차례 보냈으나, 그 때마다 "좋은 건의를 해 주어 감사하다. 앞으로 참고하겠다"는 회답을 받은 일이 있다. 그러나 지금에 와서 결과를 보니, 장관의 회답은 형식적인 겉치레 답변에 불과한 것이었다. 이 중대한 건의를 이렇게 무성의하게 답변한 군의 책임자를 색출, 처벌하는 일이 필요하다고 생각한다.

만일 당시 필자의 건의가 받아들여졌다면 지금과 같은 총기 난사 사건이나 자살 문제는 전혀 발생하지 않았으리라고 확신한다.

이러한 면에서 본다면 미국의 군 제도나 참모들의 판단력은 우리보다 월등히 우위에 있다는 것을 알 수 있다.

오바마 대통령은 미군의 자살자가 많은데다 미국의 자살자 수가 매년 7만 5천 명이나 되고 있어, 이를 해결하기 위해 매년 1억2천만 달러의 연구비를 지출하겠다고 발표하였으나, 현 단계에서 그 결과는 전혀 미지수라고 하겠다.

뿐만 아니라, 우리나라도 자살률 세계 최고라는 불명예를 안고 있기 때문에, 3년 전 국회에서는 자살방지법을 만들어 정부에 시행토록 조치한 바 있으나, 그 법이 제정된 후에 자살

자살 방지 절대 가능

자 수는 오히려 더욱 증가하고 있다. 보건복지부가 자살의 원인을 전혀 모르는 무능 때문이다.

우리 국민의 건강을 책임지고 있는 보건복지부가 이러한 상태이니, 우리 군의 자살자 수가 줄지 않고 있다는 사실은 너무나 당연한 일이다.

우리 군에서 자살자가 많이 생기고 있는 책임을 군의 지휘관들에게 지게 할 것이 아니라, 우울증의 원인을 밝혀 내지 못하고 있는 보건복지부 장관에게 그 책임을 묻는 것이 마땅한 일이다.

우리 젊은 군인들의 우울증에 의한 자살을 막고자 하는 충정에 더하여, 군의 건전한 발전과 국익 차원에서 제안하는 바이다.

자살 방지 절대 가능

'감사원 감사위원'의 투신자살

선망의 자리에 있었던 귀한 분이 왜 자살을 했을까?

감사원의 감사위원(차관급) 홍모 씨(57세)가 아파트 13층 계단에서 투신 자살했다는 보도가 나와 큰 충격을 주었다.

그 분은 감사원 사무총장까지 역임함으로써 공무원 사회에서는 지극히 부러워하는 선망의 자리에 있었던 인사이다. 그런 귀한 분이 왜 자살을 했을까?

보도를 통하여 알려진 바로는 오래 전부터 우울증 약을 복용해 왔다고 한 것으로 보아 상당 기간 우울증으로 고생하다가 견디다 못하여 그 귀한 생명을 내던진 것으로 보인다.

감사원 감사위원 정도의 고급 공무원이 투신 자살을 했다는 사실은 국가적으로 볼 때 대단히 수치스러운 일이다.

그러니 보건복지부는 이런 일이 있기 전에 예방대책을 세워야 했고, 이런 일이 벌어졌다면 관계관들은 응분의 책임을 지는 제도를 마련했어야 할 일이다. 그러지 못하고, 자살률 세

자살 방지 절대 가능

계 최고라는 오명을 쓰고 있으면서도 남의 일 보듯 무관심하고 있으니 복지부는 있으나마나한 부처가 아닐까?

우리나라는 전직 대통령을 비롯하여 전직 대법원장이 투신자살한 전례도 있어 많은 충격을 받은 바 있는데, 이번에는 현직 고위 공무원의 자살이란 면에서 또 새로운 충격을 받게 된 것이다.

우리나라의 자살률이 높다는 이유에 대하여 보건복지부나 자살방지협회, 자살 방지를 위한 '생명문화 존중운동 총연합' 등 수많은 자살 방지 단체들의 주장이 분분한데, 그들의 말을 들어 보면 일률적으로 사회적 불안, 급격한 경제 성장에 따른 주변 및 가족들과의 대화 부족, 생활 실태의 양극화 등의 문제와 아울러 그 해결 방법에 대한 교육의 부실에 원인이 있다고 언급하고 있으나, 앞서 자살한 전직 대통령, 전직 대법원장과 이번 차관급 공무원의 자살을 그들이 주장하는 원인론과 맞추어 볼 때 과연 합당한 논리라고 할 수 있을까?

지금 보건복지부를 위시한 각급 정부 기관에서도 자살 문제가 심각한 사안으로 대두되고 있는데, 자살 사건이 일어날 때마다 관련 기관을 비롯하여 수십 개가 넘는 자살 방지 단체들이 내놓고 있는 원인론을 살펴보면 한결같이 엉터리 일색이다.

자살 방지 절대 가능

어떤 질병이든 그 원인은 모두 한 가지이다.

이런 면에서 보면 자살의 원인도 한 가지임이 분명한데, 그 원인을 몇십 개씩 늘어놓고 있음을 볼 때 진정한 자살 원인을 모른 채 엉터리로 꾸며 내어 그럴 듯하게 나열하고만 있을 뿐이다. 이렇게 모르면서 아는 척하고 소리 높여 외치는 무지야말로 자살을 막지 못하는 치명적인 원인이라고 하겠다.

저 유명했던 인기 여배우 최진실 씨의 자살 때도 그 원인을 여러 가지로 꾸며 놓았고, 그 동생의 자살 때도, MBC 인기 여자 아나운서의 자살 때도, 행복전도사로 만인의 사랑과 인기를 모아 온 최모 여인의 자살 때도, 카이스트 대학생들의 자살 때도, 또 그 대학 교수의 자살 때도, 한국여성인권진흥원 이사장의 자살 때도, 또 기타 유명 무명인의 자살 때도 모두 엇비슷한 엉터리 자살 원인을 나열해 놓았었는데, 지금 수많은 자살 방지 단체들도 이런 상식을 가지고 자살 방지를 하겠다며 소리 높여 외치고 있으니 우리나라 자살을 전혀 막지 못하고 있는 것이다.

앞으로 5년 내에 자살률을 반으로 줄이겠다는 사업계획을 목표로 하여 새롭게 창립한 '생명문화존중운동협회'의 자살 원인 설명도 똑같은 맥락의 주장이니, 앞으로 그 단체의 운명 또한 뻔한 것으로 여겨진다.

자살 방지 절대 가능

현재 자살 방지를 위한 법이 제정되어 있으나, 그 법이 제정된 지 3년여가 지난 지금에도 자살이 줄지 않고 오히려 증가되고 있는데, 이것도 정부가 자살의 진정한 원인을 모르고 추진하고 있기 때문이다.

필자는 각종 언론 기고를 통하여 여러 차례 자살의 진정한 원인을 제시한 바 있으나, 아직 그 실효를 거두지 못하고 있다. 자살 문제에 영향력 있는 관계자들이 내 글을 읽지 않거나 읽고도 별 관심 없이 흘려버렸기 때문이다. 이것을 마치 돼지 목에 진주를 달아 놓은 결과라 한다면 심한 비유라 할 수 있을까?

다시 말해 두거니와, 자살의 원인은 단 한 가지 우울증에 의한 것인데, 그 우울증은 의학계나 자살 방지 단체들이 말하는 정신과 질병이 아니라 두뇌 산소 공급 부족에 의한 내과적 질병이라는 사실을 알아야 한다. 이 진실을 모르면 영영 자살을 막지 못하게 된다.

이번에 투신자살한 감사원 감사위원도 자신이 우울증에 걸렸다는 사실을 인식하고 스스로 두뇌 산소 공급이라는 간단한 치료를 하였더라면 그 애석한 자살은 완전히 막을 수 있었던 것이다.

이 글을 쓰고 있는 이 시간에도, 자살 방지의 총본산인 보건복지부의 한의학정책과 여성 사무관(28세)이 자살을 했고, 기획재정부 소속 여사무관(30대)도 자살을 했다는 보도가 나왔다. 이들의 자살도 모두 우울증에 의한 자살임이 확실하다고 하겠다. 사실상 우울증이 아니면 그 귀한 자리의 여성 공무원들이 자살할 이유가 없는 것이다.

자살 방지에 관심이 있거나 이 분야에서 직접적인 일을 하고 있는 분들은 비정상적인 엉터리 상식을 가지고 헛소리를 하지 말고, 세계가 놀랄 나의 원인론을 조속히 받아들여 자살자 없는 모범 국가가 되도록 생각을 바꿔 가기를 바라는 것이다.

한편 P29의 뇌기능 산소활력봉을 적극 사용하면 자살방지는 절대 가능하다.

엉터리 '자살방지운동' 단체의 난립
후원금, 보조금 받아내려 재주부리는 단체가 허다

자살 방지 운동 단체들이 수백 개도 넘는다. 그렇게 많다는 현실은 자살의 원인을 제대로 알고 추진하는 단체들이 하나도 없다는 증거이다.

그들 운동 단체들의 면면을 살펴보면, 보건복지부 산하 자살방지협회와 복지라는 이름이 붙은 어중이떠중이 단체를 비롯하여 천주교, 불교, 천도교, 기독교 등 종교계와 사회단체, 생명사랑전화, 각급 대학을 비롯한 학계와 교육계, 국방부, 대학병원, 지방자치단체, 사회학자 할 것 없이 자살의 원인과 방지 대책에 관한 막연한 상식선에서 멋대로의 생각들을 가지고 자살 방지 목소리를 높이고 있다.

일부 감투욕이 있는 인사들은 자살 방지 운동 단체를 마구 만들어 총재, 총장, 회장, 위원장, 본부장 등 다양한 감투를 쓰고 허세를 부리고 있다.

　우리나라가 OECD 국가 중 자살률 제1위라는 호재를 만난 이들은 약삭빠르게 이런 유사 단체들을 만들어 온갖 비합리적인 이론을 내세워서 국민을 유혹하며 정부의 후원금이나 보조금을 받아 내는 재주를 부리는 경우가 허다하다. 이렇게 많은 자살 방지 단체들이 있어도 우리나라의 자살은 전혀 줄지 않고 오히려 계속 늘어만 가고 있어 국제 사회에서 자살 강국이라는 불명예를 안고 있다.

　왜 그런가?

　한마디로 말해, 그런 자살 방지 단체들이 내세우고 있는 주장들이 모두 엉터리이기 때문이다. 앞에서도 언급한 바 있지만, 그들이 주장하는 자살의 원인은 다음과 같이 매우 다양하고 복잡하다.

▷ 사회 불안에 의한 삶의 절망감.

▷ 사회 계층 양극화에 따른 경제적 불안.

▷ 국가 고도성장에 따른 자신의 비교 열세.

▷ 격심한 경쟁 사회에서의 불안.

▷ 학생의 경우 성적 부진과 진학 문제.

▷ 왕따 당하는 고독감과 시달림.

▷ 가정불화에 따른 불만 심리.

자살 방지 절대 가능

▷ 직장인들의 승진 불평등에 대한 불만.

▷ 동료들과의 불화와 과중한 업무.

▷ 상사의 압력과 업무 부진.

▷ 담당 업무의 기피 심리와 실적 부진.

▷ 동료들과의 의견 충돌과 반감.

▷ 부부 갈등.

▷ 고령화에 따른 생활 불편.

▷ 유명 연예인들의 자살에 따른 모방 자살.

그러나 이런 불안 심리 정도로 그 소중한 생명을 끊고 자살한다는 생각은 잘못된 것이다. 자살 예상자들을 대상으로 설득만 잘 하면 그 극단적인 생각을 돌려놓을 수 있는 문제라고 그들은 강변하고 있다. 그래서 누구나 해결 가능성이 있음을 믿고, 앞서 열거한 여러 자살 방지 운동을 전개하며 자살 방지 운동 단체들을 만들어 총재, 총장, 회장 등 어마어마 한 감투를 만들어 쓰고 있는 것이다.

국가에서 자살방지법을 제정하고 나니 그 법의 그늘에서 떡고물이라도 얻어먹을 심산으로 이런 큼직한 감투를 만들어 쓰고 있으나, 그런 감투를 쓰고 있는 인사들이 자살 방지에 얼마나 실적을 올리고 있는지 양심선언을 해야 할 때가 되지 않

자살 방지 절대 가능

았나 싶다. 확실한 실적이 없는 단체라면 이는 사이비 단체가 될 것이고 총재, 회장 등의 감투는 '꼴불견 감투'가 될 터이니, 그런 비난을 받기 전에 미리 스스로 내려놓아야 사회와 본인은 물론이고 자살률 세계 최고의 나라라는 오명을 씻게 될 것이다.

여기서 다시 한 번 말하거니와, 자살의 진정한 원인은 앞서의 단체들이 말하는 정신 질병에서 발생하는 것이 아니고, 두뇌의 혈류 장애에 의한 산소 공급 부족에서 오는 내과적 질병임을 확실히 알아야 한다. 이 내과적 질병을 정신과 질병으로 알고 자살 방지 운동을 추진한다면, 오히려 자살을 전혀 막지 못하게 되는 것이다. 머리에 산소 공급이 잘 안 되면 시상하부의 세포가 굳어져 우울증이 생긴다. 따라서 뇌의 산소 공급을 촉진시켜 우울증을 고쳐 주면 자살 심리는 완전히 없어지게 된다. 이 간단한 원리를 모르고 빗나간 원인론을 만들어 떠들어 대고 있으니 전혀 해결의 길을 찾지 못하는 것이다.

여기서 충격적인 사실을 한 가지 소개해 본다.

내 주변에 명문 의과대학 정신과 출신 아들을 둔 친구가 있는데, 그 아들은 수재 중의 수재만 간다는 정신과 의사가 되었다고 큰 자랑을 해 왔다. 그러나 의사가 되어 인턴 수습을 하던 그 아들은 2년 후에 사표를 내고 집으로 돌아왔다고 한다. 전후 사정을 물으니, 자기 교수가 우울증 등 정신과 질병을 하나도 고치지 못하는 실상을 매일 보면서 낙심과 절망감에 자기도 그런 무능한 의사가 될지 몰라 고민하다가 사표를 내고 돌아왔다는 사연이었다. 그 집안에서는 보통 난리가 난 것이 아니었다. 자랑스럽고 선망하는 의사가 될 큰 기대가 허물어졌으니 얼마나 허망한 일이겠는가.

그런데 최근 언론 보도를 보면, 의과대학 지망생들 중에 놀랍게도 정신과 희망 학생이 특별히 많다고 하던데, 이 학생들이 졸업 후에 혹시라도 앞서 사직한 의사의 전철을 밟는 일이 벌어질 것을 생각하면 걱정이 태산 같다.

이는 우리 정신과 계통 의술의 단면을 그려 본 우려인데, 사실상 정신과 의사들은 우울증의 원인을 전혀 알지 못하고 있기에 우울증에 의한 자살을 전혀 방지 못하고 있는 것이다.

현대 의학이 이런 실정인데도, 수백 개가 넘는 자살 방지 운동 단체들이 보건복지부의 승인 또는 묵인 하에 각기 자살 방지 권위자라는 허상을 떨며 국민 앞에 군림하고 있으니 참으로 낯간지럽고 안타까운 일이다.

만일 나의 두뇌 산소 공급 촉진법을 이런 단체나 전 국민에게 알리거나 교육을 시켜 나간다면 자살자 없는 세계적인 모범 국가가 될 수 있기를 기대한다.

자살 방지 절대 가능

자살, 이렇게 막아라
자살의 진짜 원인은 대부분 우울증에 있다

2010년에는 좋은 소식이 많으려나 했더니만, 연예계의 톱스타 박용하가 자살을 해서 세상을 큰 충격의 도가니로 몰아넣었다.

이는 최진실이 자택에서 목을 매어 자살한 지 1년 4개월 만이고, 그 자살 사건 후 1년 만에 최진실의 남동생인 최진영마저 서울 논현동 자택에서 누나의 뒤를 이어 또 목을 매 자살한 뒤에 불어 닥친 후속 충격파였다.

돌이켜보면, 지난 10년 사이에 유명 연예인만 해도 자살자 수가 17명이나 된다는 사실에 놀라움을 금할 수 없다.

유명 연예인뿐만이 아니라, 언론에 일일이 발표가 되지 않은 자살자, 즉 경찰, 군인, 공무원, 변호사, 회사원, 중견 사업가, 신앙인, 학생 등 각계각층의 수많은 생명들이 알게 모르게 자살을 하고 있어 우리나라 자살자 수는 1년에 1만 4천여 명에 이르고 있다는 통계가 있다.

이미 우리나라는 OECD 국가 중에서 자살률 최고라는 불명예를 안고 있어 일부 언론인 중에는 '자살공화국 대한민국'이라는 풍자적 표현으로 심각하게 걱정을 하는 사람도 있다. 전직 대통령마저도 의문의 자살을 하여 세상을 놀라게 한 바 있으니 그럴 만도 한 일이다.

이렇게 자살자 수가 해를 거듭할수록 늘어만 가고 있으니, 이를 우려한 지식인과 언론에서는 자살의 원인과 그 방지 대책들을 계속해서 쏟아 내고 있다. 앞에서도 열거했듯이 일반 상식인의 입장에서 볼 때 그 원인과 대책이란 것들은 그럴 듯한 지적이요, 충고라고 믿는다. 더욱이 이런 지적은 사회 각 계각층의 최고 전문가 또는 권위자들의 충고이니 세상 사람들은 모두 그렇게 믿지 않을 수 없다.

그러나 나의 입장에서 볼 때는 전혀 아니다. 모두가 빗나간 엉터리 판단이요, 진정한 자살의 원인을 모르는 추상적인 발상이다. 자살의 진짜 원인은 거의 우울증에 있다.

우울증에 걸리면 환자는 죽음을 전혀 두려워하지 않는다. 그래서 충동적으로 자살하게 되므로 유서도 남기지 않는다. 따라서 유서를 남기지 않는 자살은 모두가 우울증에 의한 자살이라고 보면 된다.

자살 방지 절대 가능

일반 정상인들이야 죽음보다 더 두려운 것이 없다. 그래서 죽음을 저주 또는 기피의 대상으로 삼고 있는 것이다. 그런데 일반인들은 우울증에 관한 생리나 특징을 전혀 알지 못하고 있다. 이처럼 모르면서도 아는 척하는 자만이야말로 자살을 막지 못하는 우를 범하는 결과를 가져온다.

우울증에 걸리면 나타나는 증상들은 앞에서도 나열하여 설명했거니와, 이런 증상이 발생하면 환자들은 정신과나 신경과 병원을 찾아간다. 이때 병원에서는 항 우울제라 하여 환자에게 신경 안정제나 진통제 또는 수면제를 복용케 함으로써 계속 잠만 재운다.

이런 마당에 세계가 놀랄 충격적인 진실을 밝혀본다. 여기서 다시 진실을 말하건대, 우울증은 내과 소관임을 밝혀 둔다. 그럼에도 내과 의사들은 자기네 소관인 줄을 전혀 모르고 있다. 그래서 우울증은 정신과에서도 내과에서도 고치지 못하는 질병이 되어 결국 자살로 이어지게 되는 것이다,

"우울증이 내과 소관이라?"

이 얼마나 혁명적인 발상인가.

실제로 우울증은 머리로 가야 할 산소가 부족하여 생기는 질병이라는 것이 나의 주장이자 확신이다. 머리에 산소가 부족해지면 시상하부와 뇌하수체의 세포가 경직되어 뇌 기능이 떨

자살 방지 절대 가능

어진다. 즉, 혈류 장애에 의한 산소 공급 부족이 원인이므로
우울증이 내과적 질환임은 불문가지이다.

필자는 이 진실을 밝혀내고 P29의 활력봉을 활용하여 여러
우울증 환자를 고쳐주고 있어, 우울증은 이제 불치병이 아니
고 확실히 고쳐지는 병으로 확정하고 있다. 그래서 이를 바탕
으로 우울증 없는 세상, 아니 '자살자 없는 세상 만들기 운동'
을 벌여 나가기로 하고 있다. 이 운동을 전개하여 이 땅에서
자살자가 없어진다면 우리는 자살자 없는 유일한 나라가 되리
라고 확신한다.

필자는 지금 일본에서 대대적으로 벌이고 있는 우울증 방지
대책 운동 속으로 파고 들어가 국위 선양과 함께 막대한 달러
박스에 꽃을 피우게 하고 싶다.

자살 방지 절대 가능

사도세자의 억울한 죽음
'산소공급촉진법'으로 조울증 완벽하게 고쳐

사도세자의 사건은 조선왕조 21대 왕인 영조가 세자로 책봉한 자기 아들 세자를 뒤주 속에 가두어 죽인 사건을 말한다.

어떤 부모치고 자기 아들을 강제로 뒤주 속에 가두어 죽인다는 것은 천인공노할 살인 사건으로서, 이는 인류사상 절대로 있어서는 안 될 상식이 아닐까?

하물며 역대 임금 중에서 가장 인덕이 뛰어났고 재위 51년의 장수 기록을 가진 임금이 애지중지하던 세자를 생으로 죽였다는 사실은 보통 사람의 판단으로는 도저히 이해가 가지 않을 살인 사건이었음이 명백하다.

필자는 국사를 공부하면서 사도세자 사건을 심도 있게 챙겨보고는 당시 세자가 억울한 죽음을 당한 사건으로 판단하여 그 잘못된 역사적 사실을 재조명해보려 하는 것이다.

기록을 살펴보면, 현명하고 착했던 세자는 성인이 되어 가면

자살 방지 절대 가능

서 성격이 변하여 엄격한 아버지와 사이가 좋지 않았다고 한
다. 특히 20세가 되면서부터는 점차로 행동이 방종하고 횡포
해지면서 왕에게 알리지도 않고 궁궐 밖으로 뛰쳐나가는 등
부왕의 뜻을 거스르는 행동을 하였다.

 당시 왕족이 궁궐 밖에 임의로 나다니는 행위는 절대 금기시
되어 있었는데, 궁궐의 규율을 어기고, 게다가 임금인 아버지
의 말을 어기고 궁궐 밖으로 나간다는 것은 도저히 용납될 수
없는 일이었다. 그러나 당시 그 엄격한 규율을 어기고 임의로
궁 밖으로 나가 일반인들과 어울려 상식 밖의 행동을 하였으
니, 그를 교육해 왔던 스승과 담당 영부사가 책임을 지고 자
살하는 일까지 생겼다.

 이런 불상사로 인해 당시 좌의정과 우의정도 책임을 통감하
고 자살하였으니, 세자의 방종 때문에 궁궐 내에서는 일대 소
동이 벌어지게 된 것이다.

 세자의 이런 방종과 횡포 때문에 세자의 생모는 이러한 사실
을 남편인 왕에게 고하지 않을 수 없게 되었다. 이런 엄정한
상황 속에서는 아버지 영조로서도 어찌할 도리가 없었던지 세
자를 뒤주에 가두어 죽이게 된다. 즉, 생사람을 뒤주 속에 가
두고 못 나오게 하니, 그 속에서 8일 동안 먹지도 못하고 배
설하지도 못하는 고통 속에서 죽게 하였던 것이다.

자살 방지 절대 가능

왕이 멀쩡한 아들을 이런 식으로 죽였으니, 후대의 사람들은 그 죽음을 애석하게 생각하고 사도세자 사건이라 하여 역사적 불행으로 기록해 놓았다.

필자는 이 사건을 탐독하면서 앞으로 왕이 될 세자가 왜 이런 사람이 되었을까 하는 문제를 심층 연구하고 다음과 같은 사실을 밝혀내기에 이르렀다.

당시 사도세자가 어려서부터 철저한 교육과 수련과정을 거쳐 훌륭한 왕세자로 성장하였음은 불문가지이다. 그러나 20세에 가까워지면서 그의 성격이 완전히 변하고, 스승을 비롯하여 궁궐 안의 모든 이들에게 횡포를 부리는 통에 완전 기피의 대상이 되어버렸다고 한다.

그렇다면 왜 이렇게 되었을까?

한마디로 말해, 당시 왕세자는 성격이 변한 것이 아니라, 조울증이라는 처참한 질병에 걸렸던 것으로 판단된다. 당시 왕세자의 행동거지로 보아 마치 현세의 조울증 환자와 흡사한 행동을 보여 주고 있었기 때문이다.

당시에는 조울증이 어떤 질병인지 전혀 몰랐을 터이니, 아침 저녁으로 변하는 왕세자의 행동에 대하여 질병이 아니라 단순한 성격의 변화로만 생각하게 되었을 것이 분명하다.

현대의학이 밝혀 낸 조울증의 증상을 보면 참으로 변화가 무

자살 방지 절대 가능

쌍하다. 겉으로 보기에 때로는 기분이 경쾌하고 말 수가 많으며 가끔 큰 소리를 지르기도 한다. 밤에는 잠을 자지 않고 서성이다가 밖으로 뛰쳐나가기도 한다. 증세가 가벼워지면 상태가 좋아지는 것 같다가도, 갑자기 심해지면 누구의 말도 듣지 않고 윗사람들에게 반항한다. 또한 작은 일에도 화를 잘 내며, 행동이 거칠어진다.

이 증상들은 당시 왕세자의 상태와 너무나 흡사하다. 그러나 이런 증상을 질병이라고 생각하는 사람은 아무도 없었다. 성격이 변해 못된 짓만 골라 하는 왕세자로 취급하여 뒤주 속에 가두어 사망케 하였으니, 이 얼마나 억울하고 애석한 일이었을까?

당시 최고의 의술로 인정받는 궁중의술로도 이 간단한 질병을 찾아내지 못했으니, 궁중의술이 얼마나 허술했었는지 알 수 있는 일이다. 또 당시 동양최고의 의술이라고 자랑해 온 동의보감은 어디 숨어 있었기에 조울증 하나 해결 못하고 사도세자 사건이라는 천추의 역사적 한을 남기게 하였을까?

사실상 최고도로 발달했다고 자랑하는 현대의학도 조울증의 원인은 아직 모른다 하고 있으니, 지금으로부터 250여 년 전에 있었던 조울증을 진단해 내기란 불가능했던 일이다.

당시 의술의 무능이 왕세자를 뒤주 속에 가두어 죽이게 한

자살 방지 절대 가능

것만은 틀림없는 사실이므로, 이는 지울 수 없는 역사의 오점
으로 남아 양식 있는 분들로 하여금 개탄의 한숨을 쉬게 한
사건이라 생각해 본다.

실제 현대 의학에서도 조울증의 원인은 모른다 하고 있다.
그래서 이 시간에도 조울증으로 고통을 받고 있거나 그 질병
으로 자살하는 일들이 자꾸만 일어나고 있는 것이다.

필자의 심층 연구 결과, 조울증은 우울증과 함께 두뇌 혈류
장애에 의한 산소 부족이 그 원인인 것으로 밝혀졌다. 그러니
까 두뇌 산소 공급 촉진법으로 치료하면 조울증은 완벽하게
고칠 수 있다는 뜻이다.

이런 방법을 무시하고 의사들이 무능한 고집을 버리지 않는
다면 제2, 제3의 사도세자 사건과 비슷한 불행이 다시 생기지
말라는 법이 없을 것이다.

이런 면에서 사도세자 사건은 의학적으로도 크게 잘못된 일
로 판단하고, 불행한 역사적 사실이 재조명되기를 바라면서
나의 소견의 일단을 밝혀 본다.

명절증후군과 우울증
우울증이 명절 때문에 생겼다는 잘못된 판단

기나긴 추석 연휴가 끝나자 명절 증후군이라는 질병이 생겨 많은 젊은 주부들과 남성들이 고통을 받고 있다는 사실이 어느 일간지에 대서특필되어 나왔다. 명절 증후군이란 추석을 맞이하고 보내는 동안 여러 가지 심신의 피로감이 쌓여 이것이 지병으로 이어진 상태라고 신문은 설명하고 있다.

내용을 자세히 읽어 보니, 추석 때가 되면 주부들은 음식을 장만하느라 과도한 일거리와 가족들 틈바구니에서 스트레스를 받게 되어 심신이 몹시 고달프기 때문에 추석은 연휴의 즐거움이 아니라 고역의 연속일 수밖에 없다고 하였다. 또한 그 위에 갑작스런 정신적, 신체적 과로 때문에 소화불량증도 생기고 생활 리듬이 깨져 심한 피로감과 무기력증이 동반한 때도 많았다고 하였다. 또 추석이 끝나도 그 여독으로 가슴이 답답하고 우울한 생각이 떠올라 괴로워지는데, 이런 것을 명절 증후군이라 정의하고 있다.

이런 증상이 있을 때는 신속히 인근 병원을 찾아 정신과 또는 신경과 치료를 받아야 한다는 의사의 효과 없는 조언이 있기도 하였다.

그런데 이것은 주로 주부들의 경우이며, 남성들에게도 명절 후유증으로 연휴병이 다양하게 나타난다고 하였다. 즉, 남성들은 생활 리듬이 깨져 집중력이 흐려지고 스트레스를 받는 등 과도한 피로가 겹쳐 우울 증세가 생기기도 하고 심한 압박감에 불면증이 나타나기도 한다고 하였다. 이런 증상은 성인 4인 중 1명꼴로 나타나고 있다 하니, 약 25%에 해당하는 남성들이 연휴 후유증으로 고통을 받아 시달리고 있는 셈이다.

그러나 필자는 명절증후군이라는 내용은 제멋대로 만들어 꾸며 낸 잘못된 건강론이라고 믿는다. 신문기사를 검토해 보면 위에 나타난 질병의 증상은 우울증 증상인데, 그 우울증이 명절 때문에 생겼다는 것은 잘못된 판단이다.

추석 명절은 우리 국민 전체가 기쁨으로 맞이하는 축제라는 면에서 본다면 우울증이 생길 일이 아니다. 마음껏 먹고 마시고 놀고 즐거운 나날을 보내는 분위기에서 무슨 우울증이 생겼을까?

여성의 경우는 음식 장만, 차례 상 준비, 오랜만에 만나는 시댁 어른 모시기, 많은 친척들과의 만남 등 신경 쓰이는 일이 많았을 것이고, 이런 분위기에 어울리지 못하는 성격상의 문제 등도 있어 심신이 몹시 고달파질 경우도 없지 않을 것이다.

그러나 이런 추석 명절 분위기는 미리부터 예상됐던 일이고, 또 그런 분위기에 싸여 처신해 보겠다는 생각도 단단했다면 추석 명절이 고역이 될 수는 없다고 믿어진다.

사람이 살다 보면 그런 분위기의 도래는 누구에게나 있게 되는 것이 인간 생활이 아닐까 한다. 그런 어려운 분위기에 어울려 한 가족 의식을 가지고 기쁨의 꽃을 피우면서 가족들의 중심이 되겠 다고 하는 다짐은 얼마나 보람 있는 일일까.

이러한 기쁨 창조의 진실을 모르고 이것을 스트레스나 고역으로 생각하여 처신한다면, 이는 처음부터 현명한 주부로서의 자격을 상실한 태도라고 하겠다. 아무리 어려운 일이라도 긍정적으로 받아들이고 온 가족의 기쁨으로 연계시킨다면, 그보다 더 고귀하고 값진 일이 어디 있을까.

그러나 실제로 우울증 증세가 있는 사람은 추석 명절이 대단한 고역이다. 우울증이 있는 경우에는 하는 일 모두가 고역이며 짜증스럽고 의욕이 상실되기 때문에 일이 손에 잡히지를

자살 방지 절대 가능

않는다. 그래서 모든 가족들로부터 따돌림을 당하여 심한 소외감을 느끼게 된다. 이런 증상이 있는 주부들로서는 추석 명절은 일대 고역이요 지옥이다.

또 남성들에게는 기나긴 명절 휴가 때문에 생활 리듬이 깨져 집중력이 흐려지고 피로가 쌓여 우울증이 생겨 심한 압박과 불면증이 나타난다고 신문은 설명하고 있으나, 이것도 크게 잘못된 설명이다.

원래 우울증은 생체 리듬이 깨지거나 스트레스가 생기는 것이 아니고, 두뇌 혈류 장애로 인해 산소 공급 체계에 이상이 생겨 나타나는 생리적 현상이다. 이런 사실을 우리는 거꾸로 알고 있다. 즉, 생활 속에서 생체 리듬이 깨지거나 피로가 겹쳐 스트레스가 쌓이면 우울증이 생긴다고 알고 있다. 병원이나 신문, 라디오, TV에서 이런 식으로 설명하고 있으니, 건강 상식이 전혀 없는 일반인들이야 그런 엉터리 설명을 믿지 않을 수가 없다.

우리는 건강 상식을 정확하게 알고 있어야 한다. 그렇지 않으면 금년 같은 황금 연휴 추석을 질병 발생의 원천으로 인식하여 명절 증후군이라는 원망의 명절로 착각하게 된다.

자살 방지 절대 가능

어느 목사의 우울증의 원인과 치료법
우울증은 엉터리 원인론이 주범

신유의 은사를 받았다는 어느 목사가 이 우울증에 관한 칼럼이 실린 모 기독 신문을 선물하고 갔다. 목사는 그 칼럼에 감동을 받아, 건강 칼럼을 쓰고 있는 필자에게 참고하라며 주고 갔기 때문에 감사한 마음으로 자세히 읽어 보았다. 그 내용을 요약해 보면 다음과 같다.

1. 일상생활 가운데의 슬픔, 우울한 기분, 비판적인 생활에 지장을 주는 정신과 장애이다.
2. 우울증은 치료될 수 있는 질병이므로 적절한 시기에 치료를 하면 큰 효과를 본다.
3. 주변 사람들의 사랑과 인식을 가져야 한다.
4. 그런 사랑 외에 적절한 약물 치료가 필요하다.
5. 우울증의 증상은 우울감, 불안, 공허함, 절망감 등이 계속

될 때 발생한다.

6. 자책감, 무기력감, 의욕 상실, 매사에 흥미를 느끼지 못할
   때,

7. 초조, 피로감이 들 때,

8. 수면 시간이 지나치게 적거나 지나치게 많을 때,

9. 집중력, 기억력 저하가 있을 때,

10. 두통, 소화 불량, 만성 통증 등의 신체적 증상이 있을
    때 우울증이 발생한다.

그런데 이 우울증의 발생률은 남성보다 여성이 1.5~2.5배 높다고 하였다. 여성의 경우 가사, 육아 문제 등으로 심리적 압박을 받는 요인이 큰 원인이라 하였고, 유전적 요인도 큰 몫으로 작용하며, 대사 작용이나 내분비 장애, 소화기 및 심혈관 질환 등도 원인이 된다고 하였다. 치료법으로는 약물 치료와 정신적 치료를 서둘러 하면 치료가 가능하다고 안내하고 있다.

이 칼럼은 다른 어느 칼럼보다 다양하고 구체적으로 씌어 있어 일반인들에게 대단히 좋은 반응을 얻었을 것이고, 이 글을 내게 전해 준 목사도 감동을 받았을 것이다. 그러나 이 글을 읽고 나름대로 평가를 해 본다면, 이 글 역시 지금까지 나와

있는 우울증에 관한 숱한 내용들과 조금도 다를 바가 없다. 따라서 여기저기 나와 있는 글들을 다양하게 꿰어 맞춘 내용을 신유 은사를 받았다는 목사가 들고 다니며 칭찬한다는 것은 신유 은사에 역행하는 일이라고 믿는다.

실제 우울증은 우울한 기분이나 생각의 집적, 불안, 초조, 긴장, 공허감, 피로감의 연속, 스트레스, 정신적 충격 등이 누적되어 발생하는 것이 아니고, 머리에 산소 공급이 부족해져 우울증이 생김으로써 위에 열거한 여러 가지 증상이 나타나게 되는 것이다. 즉, 머리에 산소 공급이 잘 안 되면 우울증이 생기고, 우울증이 생기면 이런 증상이 나타난다는 뜻이다. 그러니까 병이 먼저 오고, 여러 가지 증상은 그 병에 따라붙는 병발증인 셈이다.

현대 의학이나 의사들은 이런 원리를 모른다. 그래서 우울증은 병원에서 고치지를 못할 뿐 아니라 그 원인조차 밝혀 내지 못하고 있는 것이다.

지금도 우리 주변에는 우울증 환자가 부지기수로 많고, 이 우울증으로 인해 자살하는 사람도 대단히 많다. 이처럼 우울증 환자와 자살자가 많은 까닭은 병원이나 한방 또는 신유 등이 모두 그 원인과 치료법을 모르면서 중구난방으로 생각나는 것들을 추상적으로 써 놓고 있기 때문이다.

우울증 증상으로 고통을 받는 환자가 병원에 찾아가면 의사는 으레 MRI, CT 촬영 등 최첨단 장비를 동원하여 진단을 하나, 그런 의료 장비로는 우울증의 원인을 찾아내지 못한다. 때문에 의사들도 환자에게 아무런 이상이 없다고 진단을 해 준다. 그런 진단을 받은 환자는 고통스러워 죽을 지경인데 아무 이상이 없다니 무슨 말이냐며 항의를 한다. 게다가 우울증의 원인을 모르는 실정이니 치료약도 없다. 그런데도 의사들은 이런 환자에게 복용하라며 약을 준다, 이런 약들을 먹으면 정신이 몽롱하고 계속 잠만 자게 된다. 항우울제라고 하지만 신경 안정제와 비슷한 약이기 때문이다.

실상이 이러한데도 의사들은 이 병을 조기에 발견하면 80%는 치료가 된다고 허황된 소리를 하는데, 사실이 그렇다면 우울증에 대해서는 걱정할 필요가 없지 않겠는가? 지금 우울증은 세계적인 두통거리이다. 세계 어느 나라도 이 병을 고칠 수 있다고 장담하는 나라는 하나도 없다. 우울증으로 자살하는 사람이 늘고 있는데도 속수무책이다.

언론에 발표된 자료에 의하면, 우울증에 의한 자살자가 연간 미국이 7만 명, 일본이 3만 명, 한국이 1만 3천 명가량 된다고 한다. 자살자가 이렇게 많은 까닭은 현대 의학에서 우울증을 해결하지 못하고 있기 때문이다.

다시 한 번 강조하거니와, 우울증의 원인은 두뇌 산소 공급 부족이므로, 두뇌에 산소 공급만 촉진시켜 주면 우울증에 대한 오해나 자살은 완전히 막을 수 있다.

자살 방지 절대 가능

미국 총기 난사 사건의 교훈
우울증 걸린 환자가 있다면 즉시 활력봉 사용

2007년 4월 16일 아침 뉴스에 미국의 버지니아 공과대학에서 총기 난사 사건으로 32명이 숨지고 28명이 부상을 입었다는 충격적인 보도가 있었음을 알고 있다. 이 사건의 범인이 한국 학생이었다는 점에서 뉴스를 접하는 우리의 충격은 더욱 클 수밖에 없었다. 당시 노무현 대통령이 한국 국민을 대표하여 즉각 미국의 부시 대통령에게 위로의 전화를 했다는 보도가 이어졌다.

우리 모두는 어째서 한국인 학생이 저런 끔찍한 일을 저질러 전 세계에 한국인의 이미지를 크게 손상시켜 놓았을까 하는 자괴심에 분통이 터져 나왔다.

그러나 이 사건은 미국에서 일어난 일이고 미국 국적을 가진 자의 소행이기 때문에 이를 굳이 한국인에 대한 증오심으로 발전시킬 일은 아니라는 여론이 형성되고 있다는 소식에 안도

자살 방지 절대 가능

의 한숨을 내쉬었다. 그러나 어쨌든 한국인의 피를 타고난 젊은이가 저지른 일이었기에 마음 한구석에는 꺼림칙한 생각이 가시지를 않았다.

이 사건이 발생한 바로 그 날, 필자는 직감을 느껴 미국에 살고 있는 우울증(조울증) 환자의 소행이라고 강의장에서 공표한 바 있다. 이 사건이야말로 미국이 우울증이라는 질병을 다스리지 못하고 방치하여 생긴 후유증이라는 사실을 설명한 것이다.

그런데 이 사건이 터진 며칠 후, 범인 조승희가 우울증을 치료받은 전력이 있었다는 보도가 나와 나의 주장을 그대로 뒷받침해 주었다. 즉, 이 끔찍한 사건은 우울증에 걸려 있는 환자에 의해 저질러졌다는 사실이 확인된 셈이다.

이 사건이 주는 교훈은 명확하다. 우울증에 걸려 있는 환자가 있다면 즉시 고쳐 줘야 한다는 메시지이다. 그렇지 않으면 제2, 제3의 유사한 사건이 발생할 소지가 있음을 배제할 수 없다. 그런데 문제는 이 우울증을 미국에서는 고치지 못한다는 데 있다. 치료가 안 될 뿐만 아니라, 의료계에서는 그 원인조차 모르고 있다는 데 심각성이 있다.

의학계의 최선진국임을 자랑하는 미국은 의료분야에서 세계적인 인정을 받고 있으나, 우울증 하나만큼은 제대로 해결할

자살 방지 절대 가능

기술이 없다. 그런 면에서만 고려한다면, 우울증 앞에서는 미국도 우리의 의학 수준과 조금도 다를 바가 없다. 따라서 이번 대형 총격사건의 첫째 책임은 미국 의학계에 있다고 본다. 만일 미국 의학계가 조승희라는 학생의 우울증을 고쳐줬다면 절대로 이런 끔찍한 사건은 벌어지지 않았을 것이다.

둘째로 책임질 사람들은 사회 심리학자들이다. 사회 심리학자들이 이번 사건을 분석한 결과는 사회불안 심리의 발동, 경제적 생활의 불평등, 부정적 심리의 자극, 생활 주변인들의 무관심, 정서 심리의 황폐 등에 원인을 두고 있다. 우울증의 원인을 의학계에서 해결하지 못하고 있으니, 심리학자들이 대신하여 그 원인을 설명하고 있으나, 이 또한 전혀 맞지 않는 엉터리 원인론이라 하겠다.

셋째로 책임을 느껴야 할 사람들은 종교 지도자들이다. 의학계도 사회심리학계에서도 빗나간 소리를 하고 있으니, 종교계에서는 사랑하는 인식이 결핍된 영적 공허감을 원인으로 들면서 기도로 이런 질병을 극복하고 치료하면 된다고 주장한다. 그러나 이 또한 전혀 합당치 않은 설명이다.

넷째로는 국가적인 책임론을 지적해 본다. 지금 우리나라에서는 우울증으로 자살하는 사람이 매년 1만3천 명가량이나 된다고 한다. 사정이 이처럼 심각한 데도 국가적인 대책은 전

자살 방지 절대 가능

혀 없다. 단지 의학계나 심리학자 또는 종교계가 해결해 주기만을 바라고 있다. 이렇게 소극적이고 대책 하나 마련하지 못하는 정부라면 무슨 소용이 있을까. 나는 우울증 대처 방법을 보건 당국에 몇 차례 건의하기도 했으나, 반응은 언제나 마이동풍이었다.

필자가 여기서 특히 강조해 두고자 하는 바는, 우울증은 우울증으로 그치는 질병이 아니라는 사실이다. 우울증의 증세가 더욱 심해지면 조울증으로 발전한다. 조울증이 심해지면 부모, 처자식, 친구도 모두 원수나 적으로 보이게 되고, 그런 조울증 환자에게 조금이라도 신경을 건드리면 대뜸 포악 심리가 발동한다. 이번 미국 버지니아 총기 난사 사건의 범인 조승희는 이런 조울증 환자였다고 판단된다.

그런데 이런 조울증 환자에게 의사들이 신경·정신 요법을 처방하거나, 심리학자들이 심리 요법을 쓰거나, 종교계에서 사랑의 실천 요법이나 기도 생활을 권유하는 일 등은 모두 헛바퀴 돌리는 처방에 불과하다.

근본적이고 실질적인 치료법은, 우울증을 조기에 발견하고, 발견되는 즉시 활력봉을 활용, 두뇌 혈류를 원활하게 하여 산소 공급을 촉진시키는 마사지법이다. 이런 마사지 법을 적용한다면 2~3주 내에 완전히 치료할 수 있다. 이런 간단한 마

자살 방지 절대 가능

사지요법을 외면하고 정신과 치료나 심리 요법 등을 구사하려
든다면 제2, 제3의 조승희 사건이 또 발생할 공산이 크다.

우울증은 마음의 감기?
우울증은 정신과 질환이 아니라 내과적 질환

　우울증으로 자살한 유명 연예인 이은주, 유니, 정다빈 등의 문제가 잇따르자 주요 언론사들이 바짝 긴장하면서 그 원인과 치료법에 관하여 비상한 관심을 가지고 보도의 폭을 넓혔었다.

　이런 상황에서 일본의 저명한 정신신경과 두 교수가 쓴 <우울증은 치료된다>와 <우울증은 마음의 감기>라는 두 책이 출간되어 나오자, 신문사들은 무슨 큰 보물이나 얻은 양 이 책들을 자세히 인용하면서 우울증의 원인과 치료법에 관한 특집 기사를 연속 보도하였다. 신문사들은 이 책을 보고 우울증은 쉽게 고칠 수 있는 병이라면서 우울증을 가벼운 마음의 병 정도로 알고 신나게 기사화하였다.

　그러나 한마디로 말해 이 내용들은 모두 빗나간 해설이다. 일본 의과대학의 정신신경과 교수들이 쓴 책이니까 신문사에

자살 방지 절대 가능

서는 고도의 신뢰를 가지고 우리 국민의 건강관리를 위하여 집중 보도하였겠지만, 책의 내용을 기사화하고 있는 언론사의 담당 기자들도 자신들의 무지를 그대로 드러내고 있는 꼴이다.

이 책을 집필한 일본 의과대학의 교수 두 분은 다같이 우울증은 정신 질환이라면서 정신적 치료를 받으면 완치가 된다고 주장하고 있는 것으로 보아 우울증 전문 교수인 두 분도 무식하기는 우리나라 의사들과 다를 바가 없다.

필자가 앞에서 여러 차례 언급했지만, 우울증은 정신과 질환이 아니라 내과적인 질환이다. 즉, 내과적 질환에 대하여 정신과 치료를 하고 있으니 치료가 될 까닭이 없다. 때문에 일본에서도 우울증으로 자살하는 사람들이 매년 3만 명을 넘고 있으며, 일본 국왕의 맏며느리가 몇 년째 우울증으로 심한 고통을 받고 있는 것이다.

또 두 교수들의 설명에 의하면, 우울증은 일종의 '마음의 감기'라면서 사람이라면 누구나 걸리는 감기처럼 초기에 치료하면 완치가 된다고 주장하고 있는데, 이는 속된 표현으로 천만의 말씀이다. 우울증을 감기 정도의 가벼운 질병으로 알고 치료한다는 발상 자체를 이해할 수가 없다.

우울증에 걸려 있는 사람은 누구나 초기에는 자신이 우울증에 걸려 있다는 사실을 전혀 알지 못한다.

이때 몸이 이상하다고 느끼면 일종의 과로에 의한 피곤, 스트레스에 의한 여독 쯤으로 인식하는 것이 대부분이다. 따라서 '마음의 감기' 운운하는 표현은 우울증을 초기에 발견하지 못하고 있는 의사들의 변명이나 구실에 불과하다고 하겠다.

환자들이 이런 증상으로 병원에 가면 으레 MRI라는 최첨단 사진 촬영을 하자고 하는데, 그 최신 의료 장비로도 우울증을 전혀 발견하지 못하기 때문에 의사들도 아무 이상이 없다고 진단하게 된다. 이런 실정인데도 우울증을 초기에 발견하고 치료하라니 얼마나 잘못된 속임수인지 알 수 있는 것이다.

게다가 더욱 가관이게도, 현재 우울증이 증가하고 있는 원인이 사회 구조의 변화, 도시화, 핵가족화, 개인 중심의 생활, 업무중심주의, 박약한 의지, 관료 사회의 구속과 억압, 당뇨와 고혈압 등이라고 하면서도 이런 내용들은 구체적으로 증명하기 어려워 아직까지 추측 단계를 넘지 못한다는 사실을 고백하고 있다. 그러면서도 이는 심리적인 원인, 집착하는 성격, 정신적인 과로 등 다양한 원인들이 복합적으로 일어나는 것으로 볼 수 있다는 설명이다.

아무튼 이 우울증을 정신적 질환으로 보고 있는 의사들의 설명이라면, 이는 여름철 소나기 후에 시끄럽게 울어 대는 맹꽁

자살 방지 절대 가능

이 소리와 다를 바가 없다.

사실상 우울증 환자의 90% 이상은 죽을 수 있다면 죽고 싶다는 생각을 하고 있다. 그리하여 자살을 할 때에도 자신의 죄가 많아 여러 사람들에게 피해를 주고 있기 때문에 죽음으로 사죄하기 위해 자살하는 것이라고 설명하고 있다.

한편, 일본의 두 의사가 쓴 책에 기록되어 있는 우울증의 증상을 보면 다음과 같다.

▷ 잠이 오지 않는다.

▷ 식욕이 없다.

▷ 몸이 나른하다.

▷ 쉽게 피곤해진다.

▷ 성적 관심이 없다.

▷ 휴식을 취해도 피로가 풀리지 않는다.

▷ 속이 거북하다.

▷ 타인과의 대화가 싫다.

▷ 긴장과 불안으로 외출이 싫어진다.

▷ 어깨가 뻐근하다.

▷ 심장이 두근거린다.

▷ 가슴이 아프다.

▷ 생각하는 것은 오직 죽음뿐이다.

 그런데 이러한 증상들은 우울증 환자들에게 나타나는 전형적인 증상이다. 이런 증상의 원인을 알아보겠다고 정신과에 찾아가니 당연히 치료법도 없다. 그런데도 조기에 발견하면 80%는 치료가 된다 하니 이런 설명을 믿을 수가 있을까?
 사실상 우울증은 두뇌 산소 공급 부족이 원인이므로 산소 공급촉진용 마사지 요법이면 우울증은 2~3주 안에 간단히 치료될 수 있다. 이런 획기적인 방법을 의학계에서 믿고 받아들인다면 세계인의 우울증은 완전히 추방할 수 있는 것이다.

자살 방지 절대 가능

일본 쓰나미 피해 유족들의 우울증
'정치욕'에 도취되어 헛소리만 늘어놓고 있다

2011년 3월 11일 일본을 강타한 지진이 몰고 온 쓰나미는 상상을 초월하는 엄청난 피해를 주고 지나갔다. 이 쓰나미는 원자력 발전소에도 엄청난 피해를 남겨 그 주변 일대는 앞으로 몇 십년간 사람이 살 수 없는 피해 지역으로 남을 것 같다는 보도가 있었다.

일본 열도의 지진은 그 한 번으로 그치는 것이 아니고 도쿄 대지진, 고베 대지진 등 역사적으로 큰 지진이 많았는데, 앞으로도 이들 지진에 못지않은 큰 지진이 닥쳐 올 수 있다는 예측 때문에 일본 국민들은 일상 큰 불안 속에서 살고 있다.

그런데 그 지진 자체의 직접적인 피해도 이루 다 표현할 수 없이 크거니와, 피해 지역 주민들에게 남겨진 후유증 또한 이만저만 큰 것이 아니다.

당시 동일본의 후쿠시마 현을 중심으로 밀어닥친 쓰나미의

자살 방지 절대 가능

피해 가운데 두고두고 지워지지 않을 피해는 뭐니 뭐니 해도 막대한 인명 피해였다. 바다에서 뭉쳐 온 10미터 높이의 산더미 같은 파도는 걷잡을 수 없는 속도로 주택지를 향해 돌진하여 주택, 학교, 관공서, 회사, 공장, 승용차, 버스, 선박 등 가릴 것 없이 무참하게 삼켜 바다로 몰아갔으니, 함께 휩쓸려 간 사람들의 수는 이루 헤아릴 수가 없을 지경이었다. 당시 일본 정부의 발표에 따라 사망자가 2만 명 이상은 될 것이라는 추측 보도가 있었다.

그 와중에서 간신히 살아남은 유족들은 황폐화된 주거지를 떠돌며 집도 잠자리도 먹을거리도 생필품도 몽땅 휩쓸려 간 현실에 망연자실했을 것이다. 어제까지 곁에 있었던 가족, 친척, 친구 할 것 없이 모두 바다로 진흙 속으로 사라졌으니, 남은 거라곤 절망뿐이었으리라 짐작이 간다. 물론 일본 정부와 사회 각계각층의 시급한 구호와 도움으로 하루하루 연명은 된다 할지라도 매일 매일의 삶은 지옥 그 자체였을 것이다.

이처럼 최악의 환경에서 살아가는 유족들은 슬픔과 고통을 이겨 내지 못하는 우울한 나날 속에서 대부분 우울증에 시달리고 있다는 것이 현지를 돌아본 일본인들의 설명이다.

다행스럽게도 피해 복구 사업을 신속히 추진해 나가겠노라는

자살 방지 절대 가능

일본 정부의 발표가 있었는데다, 일본 정부의 실력으로 보아 피해 복구가 어렵지 않게 추진되리라는 것은 의심의 여지가 없다. 그러나 남은 유족들의 우울증 문제에 관하여 어떻게 치유 복구할 것인가에 대해서는 한마디 말도 없어 답답하기만 하다.

현재 일본에서는 우울증으로 인한 자살자 수가 하루 100명 수준이라고 한다. 일본 정부가 그 자살 방지를 위해 자살방지법을 만드는 등 온갖 방법을 동원하고 있으나, 전혀 그 효과를 거두지 못하여 심각한 딜레마에 빠져 있다. 최근에는 우울증을 일본의 3대 질병 가운데 하나로 지목하여 그 방지 대책에 총력을 기울이고 있으나, 아직 뾰족한 방법을 찾지 못 하고 있다.

사정이 이러하므로 쓰나미 피해 지역 주민들의 우울증 문제를 해결해야 하지 않겠느냐는 기대와 요구는 그림의 떡에 불과하다고 하겠다.

얼마 전에 나는 일본 황실에 편지를 보내 황태자비의 우울증을 고쳐 주겠노라고 제안한 바 있으나, 그 편지는 아쉽게도 뜯어보지도 않은 상태로 되돌아왔다. 민간에서 보내온 일반 서신은 뜯어보지 않고 되돌려 보낸다는 궁내성의 규정과 규칙 때문에 그대로 반송한다는 부전이 달려 있었다. 바로 그 규정

자살 방지 절대 가능

이 일본 황태자비의 우울증을 고치지 못하게 하고 15년 간을 극심한 고통 속에서 살게 하였다고 생각하니 참으로 애석한 생각이 든다.

일본 궁내성에는 일본에서 최고 수준의 의료진이 배치되어 황실 가족들의 건강관리를 전담하고 있는데도, 다음 세대의 황후가 될 황태자비의 우울증을 고치지 못하고 심각한 불편과 고통을 받게 하고 있으니 일본의 의술도 별것 아니지 않나 하는 생각마저 든다.

2013년 9월 경남 산청군에서 우리의 '전통한방박람회'가 열렸을 때 일본의 의사와 약사 23명이 참석하였는데, 이때 그들이 나에게 건강 강의를 요청해왔기에 만사를 제쳐 놓고 내려가 그들이 요청하는 당뇨병, 고혈압, 치매, 우울증에 관한 강의를 하였다. 그들은 특히 치매와 우울증에 깊은 관심을 가지고 강의를 경청하였다. 치매와 우울증은 현대 의학이 정설화하고 있는 정신과나 신경과 소관이 아니고 두뇌 산소 공급 부족에 의한 내과적 질병이라는 사실을 힘주어 설명하였더니 '천지가 진동할 충격'을 받았다며 모두가 놀라워했다.

사실상 치매와 우울증은 어느 나라나 공통적으로 정신과 소관으로 알고 정신과 치료를 하고 있는데, 그처럼 정신과 치료를 하고 있기 때문에 치매와 우울증을 고치지 못하고 있는 것

자살 방지 절대 가능

이다.

정신과 치료로 해결이 안 되니까, 의사들은 조기 발견을 하지 못하여 치료가 어렵다고 변명들을 한다. 이런 엉터리 변명을 하고 있으니 그 쉬운 우울증과 치매 하나 고치지 못하고 있는 것이다.

필자는 이 딱한 사정을 직시하고 일본에 가서 우울증의 원인과 치료법을 가르쳐 주고 싶은 생각이 간절했으나, 현재 일본 정치인들이 과거사를 왜곡하고 반한 활동을 하고 있기에 나는 그 뜻을 완전히 접고 말았다.

이런 면에서 현재 일본의 정치인들은 일본 국민의 행복을 위하여 존재하고 있는 것이 아니라 그들의 철부지 정치 식견과 정치욕에 도취되어 헛소리만 늘어놓고 있다는 생각마저 든다. 심지어는 쓰나미 피해 지역에 있는 일본인들의 우울증, 나아가 일본 전체의 우울증에 의한 자살을 막지 못하는 불행을 조장하고 있지 않나 하는 생각까지도 해본다.

일본의 빗나간 '자살방지대책'
2006년 자살방지법 제정이후에도 자살자 계속 증가

앞에서도 설명했듯이, 일본에서는 우울증으로 인한 자살자 수가 하루 평균 100명에 이른다는 통계가 나온 적이 있다. 자살률에서는 우리나라보다 뒤떨어져 있다고는 하나, 자살자 수는 연간 3만5천 명 수준으로 연간 1만3천 명인 우리나라의 2배를 훨씬 넘고 있다. 자살률 면에서는 세계 최고라는 우리보다 낮지만, 인구가 우리의 3배 수준이니까 자살자 수는 우리보다 많은 것으로 나와 있다.

때문에 일본에서도 이 자살 문제를 해결하기 위하여 여러 가지 방안과 대책을 내놓고 있으나 그 실효를 전혀 거두지 못하고 있다. 일본 정부는 자살 문제를 해결하기 위하여 2006년에 자살방지법을 만들어 시행하고 있으나, 그 법이 제정된 이후에도 자살자는 줄지 않고 오히려 매년 증가 일로에 있으니 일본 정부로서는 난감한 처지에 봉착해 있다.

자살 방지 절대 가능

2012년에 일본 정부는 우울증을 3대 질병의 하나로 정하여 국책 차원에서 대처해 나가기로 하였다는 발표가 있었으나, 무슨 새롭고 뾰족한 묘안이 있을 것인지 의문이 앞선다. 왜 그런가? 대답은 간단하다.

자살의 원인인 우울증의 발생 원인을 전혀 모르고 있기 때문이다. 일본 의학계에서는 우리와 똑같이 우울증의 진정한 원인을 모르고 있다. 그러면서도 우울증에 관한 설명이 장황하게 나와 있는데, 그들이 밝혀 놓은 설명들을 요약해 보면 모두가 그럴 듯한 말들이다.

▷ 희망이 없는 절망감의 되풀이.

▷ 일에 대한 피로와 싫증.

▷ 직장에서의 부담감 중첩.

▷ 가족 간의 대화 부족.

▷ 동료들로부터의 소외감.

▷ 경제적 불안감.

▷ 스트레스의 집적.

▷ 주변 환경과의 부조화.

▷ 암담한 생각의 집적.

▷ 분노의 억제.

▷ 계절 변화에 의한 감응.

▷ 부부 갈등의 심화.

▷ 생명 존중 심리의 결여.

▷ 신앙 심리의 결여.

▷ 정신적·신경적 자극.

우울증 환자가 병원에 찾아가면 으레 MRI나 CT 촬영을 시킨다. 이런 최고급 의료 장비인데도 우울증의 증상은 전혀 잡아 내지 못한다. 그래서 의사들은 신체상에 아무런 이상이 없다는 진단을 내린다. 환자는 고통스러워 죽을 지경인데 의사는 아무 이상이 없다고 하니, 의사와 환자 사이에 심한 말싸움이 벌어지기도 한다. 이러한 모습이 우울증을 다루는 현대 의학의 현주소인 것이다. 그래서 우리나라와 일본을 비롯하여 전 세계 의학계는 우울증을 전혀 해결하지 못하고, 자살을 방지하지 못하는 것이다. 그러니까 의학계의 전문의 및 심리학자와 사회학자들이 밝히는 우울증에 의한 자살 방지 대책은 모두가 한결같이 빗나가 있거나 엉터리요, 돌팔이 일색이다.

그래서 환자들은 우울증으로 고생하다가 견디다 못해 끝내 자살을 하고 마는 것이다.

우리나라의 우울증에 의한 자살률이 세계 최고라는 발표는

자살 방지 절대 가능

해마다 이어지는 연례행사이다. 그래서 2010년 9월 나의 강의를 듣고서는 국회에서는 '자살예방과 생명존중문화 조성법'을 제정하여 정부로 이송하였다. 그런데 이 법을 받아 시행하고 있는 현재까지 자살자는 줄지 않고 오히려 늘고 있다는 언론의 보도이다. 법을

받아 시행하고 있는 보건복지부가 명칭 그대로 복지부동의 상태에 있기 때문에 이런 결과가 나온다고 본다. 이 소중한 법률이 곧 쓰레기통에 들어가야 할 운명에 놓이지는 않을지 걱정이 앞선다.

필자는 이 법의 실효를 거두기 위하여 몇 차례 청와대와 보건복지부에 건의를 하였으나, 그 때마다 마이동풍이었다. 만일 나의 건의대로 법을 실효성 있게 잘 운영하였다면 우리나라는 자살자 없는 세계적인 모범 국가가 될 터인데 그러지 못하니 안타깝기만 하다.

경동맥 소체의 기능저하로 두뇌 혈류 장애라는 간단한 원인에 의해 발생하는 산소 부족증, 즉 내과적 질병인 것이다. 이 원리는 내가 50대 초반에 걸렸던 우울증을 병원에서 못 고치고 내가 스스로 고치면서 밝혀 낸 원인론이다.

우리나라뿐 아니라 세계적인 의학계가 우울증을 다 정신과 소관이라고 하고 있는 현실에서, 이를 내과적 질병이라고 주

자살 방지 절대 가능

장하니 믿어 주는 사람이 많지 않다. 믿고 안 믿고는 독자들의 자유지만, 진리는 끝내 살아 움직인다는 사실을 알아야 한다.

필자는 이 원리를 이용하여 목사, 대학 교수, 학생 등 유명 무명 인사들의 우울증을 수십 명 고쳐 준 사실이 있다. 그런 경험이 있기 때문에 이제 "우울증은 병도 아니다" 하는 목소리를 자신 있게 드높이고 있는 것이다.

일본은 세계 정상의 문화국이다. 그런 일본이 엉터리 원인론을 개발하고 그 엉터리에 매달려 자살자 천국을 만들어 가는 현실이 안타깝기만 하다.

우리나라도 일본과 함께 이 신비한 원리를 도입하여 적용한다면 우울증에 의한 자살자가 없는 모범 국가가 될 것임은 명약관화한 일이다.

하루에 100명씩 자살하는 일본의 사회적 불안을 덜기 위해서라도, 만일 일본이 희망한다면 한일 친교와 우호 협력이라는 차원에서 나의 비책을 공여하고 싶다.

일본열도를 휩쓰는 엉터리 건강론
종아리가 제2의 심장이라는 새빨간 거짓말

사람의 종아리는 두 번째 심장이므로 오래 살려면 제2의 심장인 '종아리를 주물러라' 라는 건강 서적이 출간되어 일본 사회에 일대 회오리바람이 일고 있다는 도쿄 발 기사가 크게 보도되어 나왔다.

8개월 만에 90만 부가 팔려 나갔다 하니 이쯤 되면 기적의 건강 서적이라 평가 받을 것이고, 그 저자가 돈방석에 앉게 될 것임은 확실하다고 하겠다.

그러나 15년 전에 <뇌내혁명>이라는 이색적인 책이 출간되어 전 일본 국민을 들뜨게 하였을 때 나는 엉터리의 극치라고 비판하였었다. 그러자 계란으로 바위 치기라는 독자들의 비판이 쏟아져 들어왔다. 그런데 이번에도 그 때와 똑같은 수준의 엉터리 건강서적이 일본의 건강 무대를 또다시 강타하고 있는 것이다. 실제로 <뇌내혁명>은 나의 예언대로 10여 년 만에 완전히 몰락하여 자취도 없어졌는데, 이번에 등장한 <종아리 마사지법> 역시 <뇌내혁명>과 똑같은 운명이 될 것임은 설명의 여지가 없다.

일본이 세계적인 장수국이라고 자랑하면서 종아리를 주물러 심장을 튼튼히 하여 건강을 확보하자는 이론이 이 책의 내용인데, 세계적인 장수 나라에서 종아리 질병에 의한 심장병 환자가 그리 많은 모양이니 앞뒤가 모순된 장수국이라는 인상이 짙다.

그 책을 요약한 내용을 보면, 사람의 하체에 70% 이상 모인 혈액이 종아리에 쌓여 심장으로 돌아가지 못하면 신진 대사에 문제가 생겨 질병이 찾아오는 것이니, 매일 5분씩 종아리 마사지를 하면 혈액 순환이 호조되면서 심장이 튼튼해져 몸이 건강해진다고 하였다.

한편, 사람의 몸은 무릎 아래 근육이 펌프처럼 움직이며 혈액을 심장으로 돌려보내는 구조로 되어 있는데 그 힘이 종아리에서 나온다는 설명이다.

또한 현대인은 수면의 깊이가 얕고 몸이 차가울 때가 많은데, 이 때 종아리를 정성껏 주물러 풀어 주면 긴장이 풀리면서 불면증이 개선되고 자율신경과 호르몬 분비도 균형을 이룬다고 하였다. 그리고 몸이 차다는 것은 곧 혈류가 원활치 않다는 뜻인데, 이때는 자연히 면역력과 신진대사에 문제가 생겨 고혈압, 당뇨 같은 질병에 걸릴 위험이 있으며, 근육통이나 신경통이 자주 찾아오고 노화도 빨라진다고 하였다.

그리하여 종아리 마사지는 혈액 순환을 도와 몸을 따뜻하게 데워 주는 요법이라면서, 피를 심장으로 돌려보내듯이 아킬레스건에서 무릎 뒤쪽까지 종아리를 쓸어 주는데, 종아리를 누를 때는 숨을 내뱉고 힘을 뺄 때는 숨을 들이마시며 복식호흡을 하라는 충고를 하였다. 만일 종아리가 딱딱하거나 차갑다면 건강을 의심해 보라고도 하였다.

지금 일본에서 신경통, 관절염 등 만병통치용으로 개발했다는 통나무 건강법의 총판을 맡아 많은 회원을 확보한 나의 친구가 최근 허리 병으로 3개월 동안 병원에 입원했다가 겨우 퇴원하여 내게 찾아와 그 동안의 사연을 설명한 사례가 있었지만, 지금 우리는 아무것이나 일본에서 개발했다면 무조건 그 쪽으로 건강을 의지하려는 경우가 허다한데, 지금 일본의 건강 무대를 휩쓸고 있는 <종아리 마사지법>도 그런 사례와 하등 다를 바 없을 것임은 불문가지이다.

종아리가 제2의 심장이라는 그 주장은 새빨간 거짓말이다. 종아리에 몇 가닥의 큰 근육이 있어 인체를 지탱해 주는 중요한 역할을 하고 있음은 다 아는 일이지만, 이 근육 뭉치가 혈

자살 방지 절대 가능

액을 집결시켜 여기서 혈액을 심장으로 돌려보내는 펌프 역할을 한다는 주장은 엉터리 중의 엉터리 이론이다.

 실제로 종아리의 근육은 심장에서 내려 보내는 혈액을 받아 발끝까지 통과(동맥)시켰다가 다시 올라오는 통로(정맥) 역할을 할 뿐이다.

 일상생활을 하다가 잘못하여 종아리의 근육이 약간 삐걱하거나 산소 결핍이 되면 부분적으로 통증이 생기는 수가 있다. 이 때 통증이 생긴 부분을 마사지해 주면 바로 시원한 느낌을 받는데, 이런 현상을 보고 종아리가 심장의 역할을 한다고 보는 것은 인체생리를 전혀 알지 못하는 설명이다.

 게다가 한 발 더 나아가, 종아리 마사지법으로 당뇨병과 고혈압의 예방과 치료까지 가능하다는 설명이니, 이쯤 되면 전 일본 국민의 건강 무식을 세계 정상에 올려놓을 결과가 될 일이다.

 <뇌내혁명>이 일본 국민의 건강 상식을 헤쳐 놓은 결과가 되었듯이, 이번에 발표된 <종아리 마사지법>도 무지한 회오리바람이 되어 일본 열도를 강타하고 있음이 분명하다.

 오늘날 일본은 세계 제일의 장수국이라고 자랑하지만, 불치병이 하늘의 별만큼이나 많은 터에 그러한 건강 상태로 장수한다는 것이 무슨 의의가 있겠는가 하는 것이 필자의 지론이

자살 방지 절대 가능

다.

 약삭빠른 건강론자들은 현대 의학이 해결하지 못 하는 불치병의 틈을 타서 자기의 이익만을 챙기려는 엉터리 건강론을 고안하여, 오히려 불치병 환자들에 게 고통을 안겨 주고 있는 것이다.

 현재 일본에서 대단한 위세로 판매되고 있다는 <종아리 마사지법>에 우리나라 일부 출판사도 현혹되어 이를 번역 출판하겠다는 소식인데, 우리 국민들은 그 엉터리 건강론에 속지 말고 우리의 건강론을 지키는 한편, 이 기술을 그들에게 전수하여 일본인들의 무지를 제압해 나갔으면 하는 바람이다.

자살 방지 절대 가능

제4부
치매는 완치 가능한 병

-치매도 우울증과 비슷한 원인

치매는 완치가 가능한 병이다.
그러나 치매가 정신과 질병이라고
강하게 고집하고 있는 현대의학에 매달려 있다면
치매는 영영 고치지 못하는 재앙으로 남는다.

치매와의 전쟁
치매치료는 국가와 사회가 책임져야

문재인 대통령은 후보 당시 치매의 국가 관리를 공약하였고 대통령 당선 이후 그 공약을 실천하기 위하여 2017년 6월 2일 서울 강남구 세곡동 서울 요양병원을 방문했을 때 "치매는 국가와 사회가 함께 잭임을 져야 한다"며 "당장 일자리 추경 안에 치매관련 예산 2000억 원을 반영하겠다"는 시책을 발표한 바 그 시책 선언이 각종 언론에 크게 보도되어 국민들의 큰 관심과 감동을 받았다.

치매는 우리나라 뿐 아니라 전 세계적인 불치병으로 존재하여 실제 심각한 인류의 재앙으로 되어 있는 현실에서 대통령이 나서서 치매의 국가 관리를 선언한 것은 국민의 대대적인 환영을 받을 시책으로 부각되고 있다.

특히 치매는 우리나라에서 발생되고 있는 질병 중에서 국민을 괴롭히는 최악의 질병의 하나가 되어 있어 지난 2011년 10월 세계 '치매의 날'에 때를 맞추어 보건복지부 장관은 치매와의 전쟁을 선포하여 국민을 감동시킨 일이 있으나 그 후 6년이 지난 현재까지도 치매는 불치병으로 그대로 남아 수많은 국민들의 실망과 불안을 가중시켜 주고 있다. 즉 정부가 치매와의 전쟁에서 완전히 패배한 결과를 만들어 놓았기 때문이다.

이런 사정을 직시한 문제인 대통령이 다시 관심을 상기시켜 치매를 국가가 관리를 하겠다고 선언한 것은 지극히 잘한 일로 생각이 된다.

그러나 그 선언도 이미 오래 전에 선포했던 전쟁과 마찬가지로 일종의 선언만으로 끝날 공산이 크다고 믿어 대단히 걱정이 된다.

실질적으로 진정한 치매치료에 관한 확실한 기술 없는 상태에서 추진된다면 뾰족한 결과가 있을 것으로 보이지 않기 때문이다.

그래서 필자는 다음과 같이 '절대 불가능' '절대 가능' 두 갈래를 점치며 이 글을 쓰고 있는 것이다.

치매치료 절대 가능

두뇌에 충분한 산소 공급하면 치료 돼

치매는 우울증과 함께 완전히 고칠 수 있는 질병이다.

앞서 열거한 치매의 원인 론을 완전히 버리고 필자의 원인론, 즉 경동맥소체의 막힘으로 머리에의 혈류장애로 산소 공급 부족이 되는 증상을 고치는 간단한 치료법을 받아드린다면 절대 가능한 일이다. 이와 같은 원인론과 치료법을 적용시키면 어떤 치매든지 40~60일이면 완치가 가능해지는 것이다. -활력봉 활용

이 신기한 방법을 받아들여 국책적으로 추진한다면 치매는 완전히 퇴치되는 것이다. 이는 마치 '코페르닉스의 지동설'과 같은 충격이요, 신비성이다.

'대통령의 치매의 국가 관리' 시책은 필자의 두뇌의 산소 공급 촉진법을 수용하면 완전 성공이 가능한 것이나 그러지 못하면 겉치레 행사로 끝이 날 것이니 반드시 이 기술을 받아들여 우리

나라를 치매 없는 모범국가로 부각시켜 나아가기를 바라 마지
않는 것이다.

 뿐만이 아니라 치매 치료사의 대대적인 양성 활용이 될 것이
고 이렇게 되면 일자리 창출에도 획기적인 성과가 있을 것이다.
나아가 이 기술을 외국에 수출하면서 국익 창출에도 크게 기여
할 것으로 확신하고 이 글을 제공하는 것이다.

절대 불가능?
치매의 확실한 원인과 치료법

치매에 관한 확실한 원인과 치료법 없이 추진된다면 막대한 국가예산의 낭비는 물론 사회적 비용 부담의 과중 등 실패작의 연속이 될 것은 명약관화한 일이다.

겸하여 발표된 보건복지부의 치매안심센터나 보건소의 치매관리 강화와 각 지방에 설치되어 있는 치매센터를 대폭 확장하여 관리, 지원예산을 대폭 증가하여 추진하겠다는 것도 이제까지 추진해 온 치매와의 전쟁 실패의 확장 답습으로 막대한 국력소비와 함께 치매 환자의 증가에 따른 국민 불안과 고통을 증가시키는 결과 밖에 안 된다.

실제 치매를 국가 관리수준으로 확보하려면 완전 치료가 될 수 있는 기술의 개발 보급이 절실한 것이다.

치매 치료의 방법 없이 불치병 상태를 그대로 둔 채 국가예산을 확장 지원하겠다는 것은 사회 불안의 과중과 막대한 국가예

자살 방지 절대 가능

산만 낭비하는 구호만을 꽃피울 뿐 이미 실패한 치매와의 전쟁의 재탕으로 헛바퀴 돌리는 결과 밖에 안 된다는 사실을 알아야 한다.

사실상 치매를 국가 관리를 하려면 치매의 확실한 원인과 치료법을 찾아내고 엉터리 일색의 원인론을 추방하여야 한다.

현재까지 의학계에서 밝혀낸 치매의 원인을 보면 "치매는 Alzheimer성과 혈관성 질병으로 분류 된다"고 주장하면서 다음과 같은 원인 설명을 하고 있다.

* 뇌신경 세포의 파괴
* 다발성 뇌혈관 장애
* 뇌의 노화 현상
* 스트레스의 증가와 운동 부족
* 신경 전달 물질의 대사 장애
* 뇌혈관의 막힘과 뇌경색의 반복
* 뇌졸중으로 뇌가 서서히 죽는 현상
* 파킨슨씨병과 간질
* 다발성 뇌혈관 장애
* 지나친 음주와 흡연
* 고혈압과 고지혈증, 성인병의 확장

* 취미생활과 독서생활의 결여

* 고령화시대의 특이한 현상

* 유전병과 가족력

* 육식주의 식생활

* 부모와 인근 친지 사망의 충격

* 완고하고 성급한 성격

* 신문 잡지 TV를 멀리하는 생활

* 고독을 즐기는 성격

등 다양하다. 여기서 알아두어야 할 것은 어떤 질병이든지 그 원인은 단 한가지라는 사실이다. 그런데 의학계에서는 치매의 원인을 위에서 밝혀놓은 바와 같이 여러 가지를 다양하게 열거하여 원인 론으로 정착시켜 놓고 있는데 사실상 몰라도 너무 모르고 있다.

이런 엉터리 소리를 하고 있으니 치매를 영영 고치지 못하는 불치병으로 정착시켜 놓고 있는 것이다.

실제 의사도 아닌 필자로서 천지가 진동하는 이런 소리를 하니 믿어줄 사람이 없다. 믿고 안 믿고는 모든 독자들의 자유이나 진실은 영원히 살아 있는 것이다.

치매, 이제는 병도 아니다
치매, 이제는 완치할 수 있다

치매는 노인들에게 닥치는 날벼락이라고 KBS는 설명하였다. 대부분의 노인들은 예고 없이 찾아드는 치매에 걸릴까 봐 전전긍긍하고 있다. 치매에 일단 걸리면 병원에서 고치지 못하는 불치병이면서 그 가족들과 함께 엄청난 고생하다가 죽어가는 심각한 질병이기에 더욱 그러하다.

특히 미국의 레이건 전 대통령이 이 병으로 고생하다가 세상을 떠났다. 영국의 총리였던 대처 여사가 이 병으로 심한 고통 중에 있고, 우리나라 첫 번째 여성 변호사였던 이태영 여사가 이 병으로 타계를 했다. 뿐만 아니라 우리나라 최고의 종교지도자였던 한경직 목사도 치매로 타계했다. 이렇게 누구를 막론하고 무차별적으로 찾아드는 날벼락 같은 질병임으로 이는 인류를 재앙으로 몰고 가는 심각한 질병이라고 의사들도 입을 모으고 있다.

자살 방지 절대 가능

필자가 치매를 고친다는 소문을 듣고 제주도의 모 요양병원에서 그 병원에 입원중인 치매환자들을 고쳐달라는 요청이 있어 약 2개월간 그곳에 머물면서 치매환자 6명을 완전히 고쳐주고 돌아왔다.

또 오래 전에 필자의 서울대 은사였던 류달영 교수의 부인, 남편을 시아버지라고 부를 정도에 눈까풀이 완전히 처져 눈을 뜨지 못하는 중증치매도 고쳐준 일이 있다.

또 우주 통신기지의 설계자였던 유명한 서울대 모 교수, 그는 치매에 걸려 자신의 배설물을 벽 등 사방에 묻혀놓을 정도의 중증환자가 교수 딸과 목사 사위의 부축을 받고 필자를 찾아와 약 30일 만에 고쳐간 일이 있다.

기타 이러저러한 치매환자를 고쳐준 일이 적지 않아 치매는 이제 고칠 수 있는 질병이라는 자신 있는 소리를 하고 있는 것이다.

그러나 지금 현대의학에서 치매는 고칠 수 없는 불치병으로 간주하고 있는 바 이는 세계 공통적인 실상이다.

그래서 세계의 유명한 정신의학계의 교수들은 총 동원되다시피 집중적인 연구를 해오고 있으나 현재로서는 전혀 고쳐낼 전망이 없다. 다만 일부 대학병원과 정신과 교수들은 치매 예방 백신을 개발, 치매 진행을 완화시킨다는 신약을 개발하여 앞으

자살 방지 절대 가능

로 몇 년 안에 치료 가능성을 예상을 하고 있는 실정이라는 조선일보의 특별기획 기사가 일면 전체를 장식하고 있었기에 한 마디 적어보는 것이다.

그러나 필자의 입장에서 볼 때 그 기사내용은 하나의 희망이요, 예측에 불과한 것이지 현재의 연구 실정이나 경향으로 보아 절대 불가능한 일이다. 사실상 의학계가 치매예방과 치료기술을 개발해냈다면 인류를 위해 엄청난 기여를 한 것으로서 이는 노벨상감이라 할 수 있다.

그렇다면 현재 의학계가 치매를 못 고치고 있는 원인은 무엇일까? 치매의 진정한 원인을 모르기 때문이다. 현재 정신 과학자나 정신과 의사들이 말하는 치매의 원인을 보면

* 뇌신경세포가 파괴되어 생기고
* 뇌혈관이 막혀 뇌경색이 반복되어 일어나고
* 감염성과 대사성 질환
* 중독성 질환
* 파킨슨씨병과 간질
* 뇌졸중으로 건강한 뇌가 서서히 죽어 생기는 질환
* 베타 아마로이드 단백질이 뇌세포에 붙어 생기는 질병
* 뇌의 노화와 가족력(유전적 소인)

자살 방지 절대 가능

* 고혈압이나 고지혈증
* 지나친 음주와 흡연

등이라 하고 있다. 모든 질병은 그 원인이 하나라는 원칙에서 볼 때 이와 같이 여러 가지 원인이 치매를 유발한다고 한다면 이는 처음부터 완전히 빗나간 원인론이 된다. 이렇게 빗나간 소리를, 또 원인인자 상호간 연계성도 없는 원인론을 멋대로 꾸며대고 있으니 확실한 치료법을 연구해 낼 수 없게 되는 것이다.
이런 상태에서 치료의 백신개발 운운하며 원인도 확실히 모른다는 치매를 몇 년 안에 고칠 수 있는 약이 개발될 것이라는 의학계의 말을 어느 수준까지 믿어야 할지 의문이다. 마치 30년 전에 무릎 관절염 치료약이 개발되었다는 의학계의 자랑이 재판되지 않기를 바라는 것이다.
그러나 필자가 연구해 낸 치매의 원인은 의학계가 말하는 것과 전혀 다른, 머리에의 혈류장애에 의한 산소 부족에 있는 것이다.
우리가 호흡하는 산소의 65%는 뇌에서 소모가 된다. 그 산소가 목덜미의 경동맥 소체의 혈관이 좁아졌거나 기능이 떨어지면 뇌에의 혈류 장애로 머리의 산소가 부족해진다. 머리에 산소가 부족해지면 시상하부와 뇌하수체 등 세포가 경직되어 뇌기

자살 방지 절대 가능

능이 저하된다. 이것이 치매의 원인인 것이다. 이 간단한 원인론을 모르고 엉뚱한 여러 가지를 나열해 놓고 알츠하이머 질환이니 혈관성치매니 하는 복잡한 설명을 하고 있다.

이렇게 해서 확실한 원인을 찾았으니 치료법도 자동적으로 찾게 된 것이다.

경동맥소체의 기능이 떨어져 생긴 질병이니까 우울증 치료법과 같이 경동맥소체의 기능을 회복시켜주면 되는 것이다. 필자는 이 원리로 제주도에 가서 치매환자 6명을 완전히 고쳐주었고 류달영 교수 부인의 치매도, 서울공대교수의 치매도 고쳐준 것이다. 그러니까 두뇌에의 산소 공급촉진법이면 간단히 치료가 되는 것이다.

여기서 치매는 정신과 질병이라고 확정짓고 있는 의학계의 이론이 얼마나 잘못되어 있는 것인지 알 수 있는 것이다. 다시 말하면 치매는 정신과나 신경의 질병이 아니고 순수한 내과적 질병인 것이다.

이 혁명적인 원리를 토대로 필자는 치매 치료용 산소 공급 촉진용 활력봉을 개발한 것이다. 이 활력봉을 활용하면 치매가 신기하게 치료가 된다는 사실을 확인하게 된 것이다. 세계가 놀랄 치료법이다. 그러니 이제 치매는 불치병이 아니고 치료할 수 있는 질병임을 알고 대처해 나갔으면 하는 생각이다.

자살 방지 절대 가능

치매 못 고치는 바보들
엉터리 치매치료법에 매달린 사람들

치매로 죽어간 사람이 엄청나게 많고
지금도 많은 이들이 계속 죽어가고 있다
지매 못 고치는 바보들이 판을 치고 있고
엉터리 치매 치료법에 매달려 있기 때문이다

노령인구가 늘어가면서 치매환자가 늘어가는 현실에서
의료 선진국 미국도 영국도 일본도 치매 선진국 되어
두 손 놓고 하늘을 우러러 한숨만 쉬고 있는 의료현장

치매를 고치려면 우선 치매의 원인을 규명해야 하나
우울증과 함께 세계 어느 나라도 정확하고 진실한 원인을 못 찾
아내
치매환자를 죽어 가게 하고 있고 죽이고 있다

자살 방지 절대 가능

일반 의료계에서 원인을 찾아 냈다하나 그 원인은 모두가 엉터
리 일색,
치매는 정신과 질병도 신경과 질병도 아닌데
전문의들은 모두가 정신과나 신경과 치료를 한다.

진실을 말하자면 치매는 우울증과 함께 완전한 내과적 질병
경동맥소체의 경색으로 두뇌에의 산소공급이 부족해진 탓,
내과적 질병을 정신과 약을 먹이면 병세는 악화 될 뿐.

치매환자들을 잠만 재우고 취미생활 부추기면 된다하나
이는 의사들의 희망사항이요, 효과 없는 억지치료법인데
이를 믿고 따라붙는 엉터리 건강론의 사기성 성찬이 가득,

경동맥소체의 굳은 세포를 풀어 산소를 공급해 주면
시상하부의 굳은 세포가 풀어져 뇌의 활력이 생겨
치매는 맥을 못 쓰고 천리만리 도망치는 치료비법인걸
바보짓 하지 말고 이 기술 받아 치매 없는 세상 만들자!

자살 방지 절대 가능

목회자들의 치매
목회자도 인간, 치매에 걸린다

목회자들이 치매에 걸렸다면 세상이 펄쩍 뛸 일이다. 그래서 목회자들의 치매에 관한 말을 하려고 해도 마음 놓고 할 수 없는 일이다.

"항상 영육 간에 강건하기와 그 기적이 나타나기를 바라는 간절한 기도 생활을 하고 있는 목사님들에게 무슨 치매야!" 하는 성도의 강풍이 귓전을 두들길 것 같아 글쓰기가 망설여진다. 그런데 최근 우리나라 초교파적이라는 기독교신문에 목회자들의 치매에 관한 글이 소상히 게재되어 필자와 그 신선한 평론에 깜짝 놀랐다.

내용인즉 40여 년간 목회를 하며 대교단의 총회장을 지낸 노목사가 어느 주일날 축도를 하다가 느닷없이 "오동추야 달이 밝아…" 하는 바람에 예배 분위기가 엉망이 되어 버렸다는 일화가 있다. 미국에서 평생을 신학교 교수로 있다가 은퇴한 목사가 초청받은 교회에서 축도 중에 "하나님께서는 영광이요, 신학교에서는 저주가 있을 지어다"라고 한 원로 목사도 있다.

어느 큰 교회의 60대 중반의 담임 목사가 치매로 더 이상의 목회를 할 수 없어 남쪽 조용한 섬에 내려가 요양하고 있으며 대 교단의 은퇴 목회자들이 생활하는 어느 원로원에는 치매 환자들이 적지 않다. 그 외에 목사의 치매와 관련된 사례는 얼마든지 있으며, 더욱이 한국교회에서 가장 존경받아 온 고 한경직 목사도 생존 시 치매로 오랜 시절 시달렸다는 증언이다.

목회자들이 왜 이렇게 치매환자들이 많은가?

알반 상식으로는 도저히 이해할 수 없는 일이다. 그러나 여기서 보듯 목회자들이라고 해서 특별히 치매환자들이 많은 것은 아니다. 목회자도 사람이다. 사람이니까 일반사람들이 걸리는 질병에 걸릴 수 있는 것이다. 걸려있는 질병을 교인들 앞에서 감추고 있기 때문에 안 걸려있는 듯이 보일뿐이다.

아프고 불편한 것을 감추고 살자니 그 고통은 이만 저만한 것이 아니다.

우리의 속담에 '병을 고치려면 병을 자랑하라'는 말이 있다. 우리사회에 안성맞춤의 명담이다. 실제 몸이 아프면 누구나 병원을 찾는다. 그러나 병원에 간들 고치는 병보다도 못 고치는 병이 더 많다. 치매가 바로 그 못 고치는 대표적인 질병이다. 병원에서 못 고치는 질병이 많으니 민간요법이 득세를 한다. 이런 실정이니 '병을 자랑하라'는 명답이 자연적으로 탄생된 것으로 알고 있다. 치매도 병원에서 고치지 못하니 민간요법에 의지할 수밖에 없는 것이다.

그러나 치매는 민간요법으로도 고칠 방법이 없다. 그래서 치매는 우리뿐만이 아니라 세계적인 불치병이 되어 이 병에 걸리게 되면 불치 상태로 다가올 최종의 날 만을 기다리는 수밖에 없는 것이다.

그러나 치매는 이제 걱정할 필요가 없다. 고칠 수 있는 비법이 필자의 오랜 연구 끝에 개발되었고 정부에서 치매관리법이 제정되어 있기 때문이다.

그 치매관리법은 국회에서 나의 강의를 듣고 의원입법으로 제정된 것이다. 원래 이 법은 국민의 건강과 생명을 책임지고 있는 보건복지부가 제정하여야 한다. 그러나 국회에서 우리나라 치매의 심각성을 인식하여 복지부를 제쳐놓고 치매관리법을 제정하여 복지부에 그 법 시행을 강제하게 한 것이다. 보건 복지부로서는 뒤통수를 얻어맞은 셈이다.

어찌했든 보건 복지부는 그 법을 시행하지 않을 수 없게 되어 있다. 그러나 현 상태로 보아 치매관리법은 헛바퀴 돌리는 법으로 전락할 것이 뻔하다.

자살 방지 절대 가능

그 법이 명시하고 있는 치매의 원인과 치료법을 모르고 있기 때문이다.

한편 사회의 저명인사나 전문인을 총망라해서 치매관리 위원회를 만들어 시행하라는 법 취지이나 복지부는 그런 생각조차 전혀 없이 치매를 불치병으로 만들어 놓고 있는 의사들을 중심으로 이 법을 운영할 계획인 것 같은 인상이다.

보건 복지부 장관은 1998년 9월 치매와의 전쟁을 선포하였다. 그러나 필자는 그 선전포고는 금방 쓰레기통에 들어가야 할 포고라는 사실을 복지부에 통보하였다. 그로부터 3년여 간 지난 오늘날까지 정부 예산만 낭비하는 일만 하다가 국회의 치매관리법에 밀려 쓰레기통에 들어가 버린 상태에 있다.

그뿐만이 아니라 이번 국회에서 제정된 치매관리법도 머지않아 쓰레기통 속에서 허우적거리는 법으로 전락할 운명에 있다고 보는 것이다.

그 법을 시행할 보건복지부는 치매를 추방할 원인과 치료법을 전혀 모르기 때문이다. 나는 이 법의 성공적인 시행을 위하여 보건복지부에 건의를 하였으나 마이동풍이다. 자세히 판단해 보니 치매를 관장하고 있는 복지부의 담당과장이 이 법 시행을 위한 기술과 의지와 사명감이 전혀 없어 보인다.

이런 소신과 정책의지가 없는 과장의 손바닥에서 보건복지부가 놀아나기 때문이다. 국민의 건강과 생명을 위하여 대단히 한심한 일이다. 대다수 우리 목회자들의 치매도 이런 복지부의 무능 하에서 고생을 하면서 기독교계의 불운을 만들어가고 있는 것이다.

여기서 확실한 말을 하자면 치매는 일반 의학계가 말하는 정신과나 신경의 질병이 아니고 내과적 질병인 것이다.

이것을 모르고 구태의 정신과나 영적무장의 부실에서 오는 질병이라는 엉터리 원인론을 고집하면 우리는 언제까지도 치매의 노예나 희생자가 될 수밖에 없다.

필자가 20여 년간 연구하여 밝혀낸 머리에의 산소공급 촉진법으로 치료하면 단시간 내에 치매의 환난에서 벗어날 수 있다. 이 신기한 기술을 보건복지부가 받아들이지 않는다면 이 기술을 필요로 한다는 일본으로 떠날 수밖에 없다. 우리 국민과 목회자들의 건강을 위하여 한마디 남겨본다.

자살 방지 절대 가능

영국의 치매 치료법

맹인 코끼리 만지는 식의 치료 방법

최근 조선일보가 영국의 치매 환자 치료법을 인용 보도하였다. 내용을 읽어보니 세계최첨단 의료수준을 가진 영국도 치매는 그 원인도 모르고 치료법도 없는 모양 같다.

영국의 '엑시더 대학'의 연구 결과를 토대로 '그로부 케어'라는 유명한 요양원에서 치매 치료 방법을 고안하여 대처하고 있다는데 이것은 한마디로 맹인 코끼리 만지는 식의 구상인 것이다.

치매는 영국뿐만이 아니라 미국, 일본, 독일, 프랑스 등 선진국 모두에서 불치병으로 알고 치료를 못하고 있자 별의별 엉터리 치료법이 우후죽순 격으로 앞 다퉈 나타나 위세를 떨치고 있다.

영국에서 치매 치료의 기술이라고 발표되어 나온 내용을 보면 1950 년대의 동네 모습을 그대로 만들어 추억의 거리를 조성하고 옛날의 우체국, 선술집, 청과물 가게, 버스 정류장, 공중전화 박스 등을 만들어 그 곳에 휴식처를 만들고 방문객들과 함께 휴

자살 방지 절대 가능

식을 취하도록 함으로써 그 추억의 길거리 풍경 속에서 대화를 나누며 옛날의 기억력을 회복하는데 도움을 주게 한 것이라 했다. 치매 환자들의 기억력을 회복시키기 위한 착상은 좋았으나 과연 그런 조치를 해서 환자들의 치매가 고쳐진다면 적극 대처해 나가야 할 일이나 사실상 이런 구상은 그림의 떡에 지나지 않을 꿈인 것이다.

치매의 특정이 기억력 상실에 있으니 옛날 기억력만 살아 회복되면 치매가 치료되는 줄 알고 이런 구상을 하고 있는 듯하다. 이런 시책들이 엉터리라고 지적을 하면 그래도 안 하는 것보다는 낫지 않으냐는 반격이다. '악마도 급하면 성경을 인용한다'는 셰익스피어의 논리가 적중되는 것이라고나 할까? 치매의 치료법을 내놓으라는 여론이 빗발치니 급한 김에 되지도 않을 치료법을 이것저것 아무것이나 늘어놓고 있는 것이다. 이 방법이 치매치료의 좋은 착상이라 판단해서 전국적으로 비슷한 시설을 모방한다면 얼마나 엄청난 비용의 낭비이며 헛수고일까?

그렇다면 우리의 치매에 대한 대처는 어떠한가?

우리도 영국이 하는 짓과 크게 다를 바 없다. 우리의 보건복지부 장관은 2009년 10월 10일 세계 치매의 날에 '치매와의 전쟁을 선포하였는데, 이때 국민 입장에서 이제 우리는 치매 없는 나라가 될 것이구나 하며 큰 기대에 부풀었었다. 실제 장관이 전쟁을 선포했으면 반드시 승리를 하여야 할 것이고 그 전쟁에서 승리하려면 고도의 전략과 무기가 필요하다는 것은 삼척동자도 알고 있는 일이다. 그러나 이때 전쟁을 선포한 장관은 전략도 무기도 전혀 없는 상태서 입술만 가지고 선포한 것이다.

치매의 원인도 치료법도 전혀 모르는 상태에서 전쟁선포를 하였으니 그 전쟁은 백전백패의 결과밖에 없는 것이었다. 그러니 장관의 전쟁선포는 대국민 속임수에 불과한 것이었다.

한 나라의 장관이 이런 거짓말 정책을 식은 밥 먹듯 하고 있으니 국민의 건강은 장관의 거짓말 속에서 춤을 추고 있는 결과가 되고 마는 것이다. 즉 장관은 그 전쟁을 수행하는 막대한 비용을 국민에게 부담(건강보험금)만 시키고 3년 만에 책임하나 지지 않고 떠나버렸다. 이것이 오늘날의 보건복지 정책의 현주소인 것이다.

치매에 관한한 영국이나 한국이나 기타 선진국 할 것 없이 모두 대동소이 한 실상이다. 왜 그럴까? 이유는 간단하다. 치매의 진정한 원인과 치료법을 모르기 때문이다. 어떤 질병이든 다 같은 원리이지만 원인은 단 한 가지인 것이다. 그러니까 치매도 그 원인은 한 가지인데 의학계나 전문 사회학자들이 거론하고 있는 치매의 원인을 보면 15가지도 넘는다. 모르니까 이것저것 주어 매달아 놓고 있으니 치료가 될 일이 없다. 여기서 분명하

자살 방지 절대 가능

고 확실한 원인을 설명하자면 치매는 일반인이 알고 있는 바와 같은 정신과 소관의 질병이 아니고 완전한 내과적 질병인 것이다. 정신과 질병을 내과적 질병이라 한다면 이는 천지가 뒤바뀌는 소리라 비웃는다.

 나는 이 이론을 가지고 제주도의 요양병원에 가서 6명이라는 치매환자를 40일 만에 완전히 치료를 해주고 돌아온 일이 있다. 이때 이것을 정신과 질병으로 알고 치료를 했다면 전혀 치료를 하지 못하였을 것이다. 이렇게 치료를 하고 나니 그 병원에서는 기적 같은 일이 벌어졌다고 환성이 터져 나왔다.

 왜 치매는 고치지 못하고 있는 것일까?

 한마디로 말해 치매의 정확한 원인을 모르고 우왕좌왕하고 있기 때문이다. 지금 의학계나 사회학자들이 설명하고 있는 치매의 원인을 보면

* 뇌 신경세포의 파괴
* 다발성 뇌혈관 장애
* 뇌의 노화현상
* 스트레스
* 운동부족
* 신경전달 물질의 대사 장애

* 뇌혈관의 막힘
* 뇌경색의 반복
* 뇌졸중에 의한 뇌세포의 죽음
* 파킨슨씨병에 수반
* 지나친 음주와 흡연
* 고혈압과 고지혈증
* 취미생활의 결여
* 고령화 사회의 특수 현상
* 유전병 및 가족력
* 의욕상실
* 고독을 즐기는 성격 등

 다양한 원인을 들고 있다. 일견 그럴듯한 원인론 같으나 이런 설명은 엉터리여서 오히려 치매를 부추길 뿐이다.

 치매의 치료는 앞서 설명하였듯이 머리에의 산소공급부족에 있으니 산소공급 촉진용 활력봉(새 발명품)으로 자가 치료를 하면 뇌에 산소 공급이 되어 치매는 고쳐지는 것이다.

 이런 간단한 원리를 저버리고 영국식 옛 거리 조성이나 치매와의 전쟁을 선포하는 따위의 방법으로 치매를 고치려한다면 이는 속임수에 불과한 것이다.

엉터리 치매요법을 추방하자
뇌세포의 정상 회복시켜주는 것이 치료의 요체

우리나라 노인사회의 고령화가 급진전됨에 따라 이에 따라붙는 재앙의 하나가 치매라고 한다.

치매는 현대의학에서 해결할 방법이 없어 일단 이 병에 걸리면 죽는 날만을 기다리는 수밖에 없으니 대개의 노인들은 이 병에 걸릴까 전전긍긍하고 있는 것이 삶의 현장이다.

이와 같이 치매는 노인사회에 있어 직위고하를 막론하고 무차별적으로 덤벼드는 것이 두려움이요 걱정거리이다.

치매는 병원에서 치료를 할 수 있다면야 하나도 걱정할 필요가 없는 것이나 세계적으로 이 병을 고친다는 병원은 하나도 나와 있지 않으니 문제의 심각성이 가중되어 있는 것이다.

현대의학이 고도로 발달되어 있다고 연일 자랑을 하고 있으나 치매와 같은 간단한 병 하나를 고치지 못하고 있으니 이상한 일이다.

자살 방지 절대 가능

그 자랑스럽다는 현대의학이 그 간단한 치매를 고치지 못하고 있는 이유가 무엇일까?

한마디로 말해 진정한 원인을 모르고 있기 때문이다. 의사들이 원인을 모른다면 거짓말 같은 일이라 핀잔 받을 일이지만, 실제 모르고 있는 것이 사실이다.

과거 오랜 세월 의사들이 치매의 원인이라고 꾸준히 발표해 온 내용을 종합해 보면

* 뇌 신경세포의 파괴
* 뇌 혈관장애
* 뇌의 노화현상
* 고령화시대의 특이한 현상
* 신경 전달물질의 대사 장애
* 뇌혈관의 막힘과 뇌경색의 반복
* 뇌졸중으로 뇌가 서서히 죽는 현상
* 고혈압과 고지혈증 및 성인병
* 유전성과 가족력
* 스트레스의 증가와 운동 부족
* 파킨슨씨병과 간질
* 육식주위의 식생활

자살 방지 절대 가능

* 지나친 음주와 흡연
* 취미 생활과 독서생활의 결여
* 신문 잡지 TV를 멀리하는 생활
* 부모와 인근친지의 죽음
* 완고하고 성급한 성격
* 이웃과의 대화 부족
* 고독을 즐기는 성격 등

여러 가지여서 엉터리 일색이다. 사실에 있어 어떤 질병이든 원인은 단 한 가지인 것이나 앞서 의사들의 설명대로 여러 가지라면 짜깁기 식의 엉터리 변명에 불과한 바 이는 확실한 원인을 모르고 있다는 증거인 것이다. 모든 질병의 원인이 한 가지라는 점에서 볼 때 치매의 원인도 단 한 가지인 것이 사실이다. 즉 머리에의 산소공급 부족이다.

필자가 20여 년간 연구 해놓은 치매의 원인은 머리의 산소공급 부족에서 오는 두뇌 산소공급 부족증에 있는 것으로서 이는 경동맥소채의 협착에 의한 두뇌에의 혈액순환 장애에 의한 것이다.

사실인 즉 혈액 순환 장애는 정신과가 아닌 내과적 질병인 것이다. 내과적 질병을 앞서 나열한 정신과 질병으로 판단하여 정신과 치료를 하고 있으니 치료가 될 일이 아니다.

따라서 두뇌에의 산소공급 촉진 치료를 하면 치매는 완전히 해결되는 것이다. 이 간단한 방법을 버리고 복잡한 정신과 질병으로 알고 다양한 치료를 하고 있으니 치매는 영영 불치병으로 남아 위세를 떨치고 있는 것이다.

필자는 오래 전부터 치매는 정신과가 아닌 머리에의 산소공급 부족인 내과적 질병이라고 계속 신문잡지에 발표를 해왔으나 정신과 의사들은 한사코 반대 의사를 표해 왔다.

내가 이 원리로 여러 치매환자를 고쳐준 사례가 있다고 발표를 하자 제주도의 모 요양병원 원장이 나를 믿고 찾아와 자기네 병원의 치매환자를 고쳐달라는 요청이 있어 현장에 내려가 치매환자를 선별해 40일 만에 6명을 고쳐주고 올라온 기적 같은 일이 있다.

사실상 치매는 완치가 가능한 병이다. 그러나 치매가 정신과 질병이라고 강하게 고집하고 있는 현대의학에 매달려 있다면 치매는 영영 고치지 못하는 재앙으로 남는다.

필자는 약 20여 년 간, 치매는 정신과가 아닌 두뇌의 산소공급 부족에서 나타나는 내과적 질병임을 꾸준히 역설해 오자 일부 내과 의사들은 이 원리를 알고 자기들 진료실에 산소통을 들여다 놓고 치료를 하고 있다는 소식도 간간히 들려왔다. 그러나

자살 방지 절대 가능

진료실에 산소통을 10개 들여다 놓는다 해도 치매는 고쳐지지 않는다. 앞서 설명했듯이 경동맥 소체가 협착되어 두뇌에의 산소공급에 장애를 받게 된다면 진료실에 아무리 산소를 가득 채운다 해도 머리에 산소가 공급되지를 않는다.

그러니까 협착이 되어 있는 경동맥 소채를 풀어주는 것이 정통적 치료법인 것이다. 이것은 필자가 개발한 두뇌의 산소공급용 '활력봉(p29 참조)'을 활용하여 산소 부족으로 발생한 시상하부와 뇌하수체 등 경직되어 있는 뇌세포를 풀어 정상을 회복시켜주는 것이 치료의 요체가 되는 것이다.

사실상 이 기술은 세계적인 발명품이다. 나는 이 기술을 활용하여 국내의 치매 예방과 환자들의 치료는 물론, 이를 세계에 수출하여 국익 창출에도 크게 기여토록 지혜를 모아갈 생각이다.

자살 방지 절대 가능

구약 성경 중 유명인들의 우울증
시편 6편, 22편, 38~41편까지 심한 우울증 기록

성경 중의 저명한 인물 중 일부가 심한 우울증 환자였다고 하면 믿을 사람이 없다. 이런 소리를 하면 정신 나간 신앙인으로 매도되기도 한다. 기록 중 우울증에 걸려 고생을 한 분들을 살펴보면 다윗이다.

다윗은 고대 이스라엘 왕국의 2대째 왕으로 이스라엘에서는 가장 자랑스러운 분으로 기록되어 있다. 그런 왕이 우울증 환자였다고 한다면 아무도 믿어주지 않는다.

그때나 지금이나 우울증의 확실한 원인과 증상을 모르니 그럴 수밖에 없다. 그분은 구약성경의 꽃이라 하는 시편을 쓴 분으로 하나님의 지극한 사랑을 받은 분이다.

그런데 그가 썼다는 시편 6편을 보면

* 여호와여 내가 수척하였아오니 긍휼이 여기소서, 나의 뼈가

자살 방지 절대 가능

떨리오니 나를 고치소서, 나의 영혼도 심히 떨리나이다…… 내가 탄식함으로 밤마다 눈물로 내 침상을 띄우며 내 요를 적시나이다.

* 동 22편에
내 하나님이여 어찌 나를 버리셨나이까 내 신음하는 소리를 듣지 아니 하시나이까, 주여 낮에도 부르짖고 밤에도 잠잠치 아니 하오나 응답치 아니 하시나이다…… 나는 벌래요 사람이 아니라…… 나를 보는 사람마다 비웃으며 입술을 비쭉이고 조롱 하나이다 내 모든 뼈는 어그러졌으며 내 힘이 말라 질그릇 조각 같고… 악한 무리가 나의 수족을 찔렀나이다.

* 또 동 38편부터 41편까지도 심한 우울증으로 신음하는 증상이 적혀 있다.
　이와 같이 심한 우울증에 걸려 있었음에도 아무도 이를 감지 못한 것 같다.

* 그 아들 솔로몬 왕은 또 어떠했는가?
　그의 말년에 썼다는 전도서에 보면 헛되고 헛되도다……. 내가 해 아래서 행하는 모든 일을 본즉 다 헛되어 바람을 잡으려

자살 방지 절대 가능

는 것이라.

그는 재위시절 이스라엘 최고 최대의 왕 노릇을 하였다. 그런 왕이 말년에 썼다는 전도서에서 "태양 아래서 한 모든 일이 헛되고 헛되다"는 말을 36번이나 하였다. 우울증 환자가 아니면 도저히 이런 말을 할 수가 없는 것이다.

이런 증상으로 그는 자기 자식들을 후계자로 기르지 못하여 결국 남과 북 이스라엘로 깨져 결국 망하게 하였다.

* 로마의 황제 네로의 경우

네로는 어려서 왕이 되었고 초기 5년간은 대단히 순량한 왕이었으나 그 후 대단히 포악해져 어머니를 발로 차서 배가 터져 죽게 하고 부인도 때려 죽였다. 기독교인을 엄청나게 핍박하기도 하였고 로마시를 불태운 악랄한 왕이 되었다. 이것도 심각히 분석해보면 심한 우울증의 결과라 보고 있으며 결국 그는 일반 우울증 환자같이 31세의 젊은 나이에 자살을 하고 말았다.

직위의 고하를 막론하고 우울증에 걸리면 이와 같은 끔찍한 인생을 살다 끝나게 된다는 사실을 알아야 한다.

지금 우리 주변에도 우울증 환자가 헤아릴 수 없이 많다. 그 우울증은 바로 자살로 이어진다는 사실을 정확히 알고 신속히 대처해 나가야 할 것으로 본다.

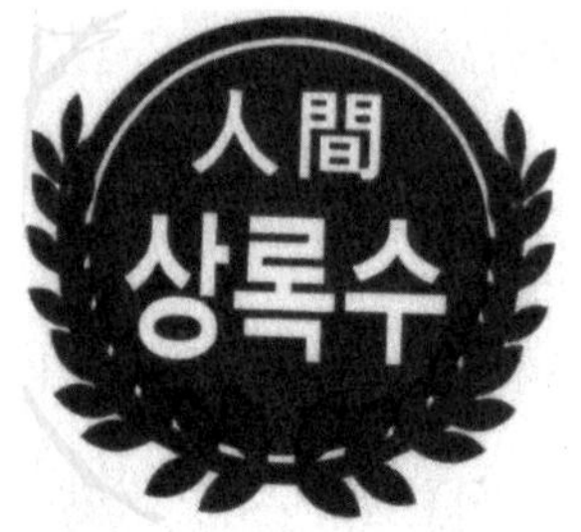

▌포상

녹조근정훈장

철탑산업훈장

녹조근정포장

국무총리상(우수공무원상)

국무총리상(창안상)

총무처 장관상

농림부 장관상

전매청정상

상록수문학 시인상

건강문화 창달상

전도왕상(20명 신장 교회를 6개월 만에 100명 신자 교회로 부흥시킨 공로)

▌업적

농림부와 전매청 근무 중

자살 방지 절대 가능

✿ Mulching재배법 개발보급(1969)

✿ 고구마 계약재배 성공으로 1년에 2년 분량 생산(1964) 부족 식량 보충

✿ 가을감자 개발 보급으로 1년 2회 감자 생산 공급체계 구축 (1965)

✿ 잎담배 기적의 10만 톤 돌파달성으로 수출 증가(1972)

✿ 담배 병해충 원색도감(우리나라 최초로) 발간(1973)

✿ Mulching재배 성공 위한 1200명 연초경작 지도사 특별교육 (1969. 1. 21부터 70일간) 및 연초경작 기술 현대화 시책 강력 추진

✿ 담배꽁초로는 산불이 안 난다 시험 연구 발표(1984)

✿ 절대 불가능이라는 잎담배 수납 부조리 척결대책 성취(1976)

✿ 판매부실로 12년치 산적한 전매공사 홍삼엑기스 일시에 소진판매(1989)

퇴직 후

✿ 당뇨병, 고혈압 원인과 치료법 개발 책자 발간

✿ 치매, 우울증 치료법 개발 책자 발간

✿ 내 사전에 불치병 없다 등 건강서적 10여 권 발간

✿ 농약 안 쓰는 농사법 개발 특허 수령

✿ 중국의 황사방지법 개발 중국 특허 수령

✿ 미국 일본 중국 대만 홍콩 브라질 필린핀 등 초청강연

✿ 토양미생물과 Green Powder 활용으로 신 농업기술 개발

✿ 너는 네 조국과 너 자신을 위해 신명을 바쳐라! 국가관 발간

자살 방지 절대 가능

자살예방과 우울증 치료의 실체

자살 방지
절대 가능

2018년 5월 1일 초판 인쇄
2018년 5월 8일 초판 발행

지은이 : 이 부 경
펴낸이 : 정 영 희 외 1명
펴낸곳 : 한국영상문화사
주 소 : 서울특별시 영등포구 신길 340-1
전 화 : (02) 834-1806-7
저 자 : 010-4931-0470
팩 스 : (02) 834-1802
등 록 : 1991년 5월 3일(제 03-00468)
ISBN : 979-11-957216-9-6

정가 14,000원

※잘못 만들어진 책은 바꾸어 드립니다.